Untersuchungen

über die

Anatomie und Mechanik

des

Kniegelenkes.

Von

Prof. Dr. **Robert.**

Giessen 1855.

J. Ricker'sche Buchhandlung.

Die nachfolgenden Blätter enthalten Untersuchungen über die Anatomie und Mechanik des Kniegelenkes, welche behufs einer wissenschaftlichen Bearbeitung der ankylotischen Stellung des Unterschenkels in diesem Gelenke unternommen wurden. Ursprünglich nicht dazu bestimmt, als selbständiges Werk zu erscheinen, finde ich mich durch die Aufforderung von Herrn Johannes Müller veranlasst, dieselben drucken zu lassen. „Ich muss allerdings wünschen", schreibt er mir, „dass Ihre Abhandlung, die ich mit grossem Interesse gelesen habe, gedruckt werde, weil sie eine sehr fleissige Erörterung vieler minder ausführlich behandelter Punkte enthält."

Es genügt wohl diese nachsichtige Beurtheilung, um das Unternehmen zu rechtfertigen, und ich erlaube mir noch Herrn Professor Dr. Ludwig Fick in Marburg und Herrn Prosector Dr. Meckel von Hemsbach zu Berlin, für die gütige Zusendung des zu diesen Untersuchungen verwandten Materials hier meinen freundlichen Dank zu sagen.

Coblenz, 22. Januar 1855.

Robert.

Inhalt.

Seite

Einleitung 1

I. Von der Bewegung zwischen Kniescheibe und Oberschenkel.

1. Bestimmung der Ausdehnung der Excursion der Kniescheibe auf dem Femur 3
2. Formen der Gelenkfläche der Kniescheibe 3
3. Formelle Verhältnisse der Rolle des Oberschenkels . . . 5
4. Vergleichung der Breitenverhältnisse der Facetten der Kniescheibe zu den Wänden der Rolle 6
5. Krümmungsverhältnisse der Berührungsflächen 6
6. Berührungsverhältnisse der Facetten der Kniescheibe zum Oberschenkel bei verschiedenen Stellungen des Unterschenkels 8
7. Durchschnittsformen der Kniescheibe 11
8. Kniescheibenband 12
9. Muskeln der Kniescheibe 14
10. Die Kniescheibe ist den Streckmuskeln so eingelagert, dass sie gegen die Gelenkhöhle bedeutend prominirt . . . 15
11. Die Kniescheibe bewirkt durch Druck die bei der Streckung statt findende repressive Bewegung des Oberschenkels . . 16
12. Die Kniescheibe verringert den Contact der Sehne des vierköpfigen Muskels mit der Rolle 18
13. Die Kniescheibe wirkt wesentlich bei der Gestaltveränderung der Capsel 18

II. Der Femoro-Tibialcontact.

14. Form der Gelenkenden 20
15. Excursion der Tibia auf dem Femur 20
16. Obere Fläche der Tibia. Neigung derselben. Verhältniss zur Gelenkfläche des Sprunggelenks. Aparallelismus . . 21
    Unebenheiten der Fläche 22
    Ueberknorpelte Theile 22
    Nicht überknorpelter Theil der Gelenkfläche 22

Seite

Verschiedenheit der beiden Knorpelflächen 23
Curven der innern Knorpelfläche 23
Curven der äussern Knorpelfläche 24
17. Halbmondförmige Knorpel 25
18. Innerer halbmondförmiger Knorpel 25
19. Aeusserer halbmondförmiger Knorpel 27
Unterbrechung der Verbindung mit der Capsel 28
20. Gelenkflächen des Oberschenkels 31
Fossa intercondyloidea 31
Aeussere Begränzungen der Knorpelflächen 32
Formelle Verhältnisse der Gelenkflächen 32
21. Vergleichung der Contactflächen 35

III. Von den Bändern zwischen Tibia und Femur.

22. Vorderes Kreuzband 39
23. Mittleres Kreuzband 42
24. Hinteres gekreuztes Band 45
25. Verhältniss der gekreuzten Bänder zu einander 47
26. Wirkung der gekreuzten Bänder 48
27. Die seitlichen Bänder 49
28. Aeusseres Seitenband 49
29. Musculus poplitaeus 52
30. Inneres Seitenband 57
31. Verhältniss der Bänder zu einzelnen Knochentheilen . . 60
Bänder des innern Condylus des Oberschenkels 60
Bänder des äussern Condylus des Oberschenkels 61
Insertionsverhältniss der Bänder an der Tibia 62

IV. Die Gelenkcapsel.

Gelenkcapsel 64
32. Centraler Theil der Gelenkcapsel 64
Fettpolster der Depressio supratrochlearis 66
33. Peripherischer Theil der Gelenkcapsel 66
Kranzförmiges Fettpolster, welches die Kniescheibe umgiebt 67
Fettpolster zwischen Kniescheibe und Tibia 67
Ligamentum mucosum 68

V. Die Weichtheile des Kniegelenkes.

34. Die durch die Weichtheile bedingte Formveränderung . . 70
35. Grenze des Kniegelenkes 71

Seite

36. Aeussere Haut 72
37. Allgemeine Fascien 73
38. Eigene Fascie 73
39. Schleimbeutel 75
40. Muskeln des Kniegelenkes 76
    a. mm. vasti, rectus et cruralis 77
       m. subcriralis 78
    b. Kniekantentenmuskeln 78
       α. m. biceps 79
       β. m. gracilis, semitendinosus et sartorius 80
    c. Muskeln der Kniekehle 83
       α. m. semimembranosus 83
       β. m. gemelli 85

VI. Von den Steifungen und Bewegungen im Kniegelenk.

Berichtigung.

Pag.	20	Zeile	1	liess	statt: Femoral-Tibialcontact	Femoro-Tibialcontact.
„	57	„	25	„	„ gastrogremius	gastroenemius.

Unter den Gelenken des menschlichen Körpers ist das des Knies das grösste und umfangreichste. Während bei den Haussäugethieren, z. B. dem Pferde, das Kniegelenk durch Scheidewände in mehrere Höhlen getheilt ist, so dass eine eigene fast geschlossene Gelenkhöhle für die Kniescheibe und wiederum zwei gesonderte Höhlen für die beiden Gelenkflächen der Tibia gebildet sind, findet man im menschlichen Kniegelenk nur eine gemeinschaftliche Höhle und die Gelenkfläche des Oberschenkels erleidet keine Unterbrechung. Das Terrain der Kniescheibe und des Schienbeins auf derselben ist nicht von einander abgegrenzt, ja ein Theil derselben scheint beiden auf die Weise gemeinschaftlich, dass beide Knochen denselben bei verschiedenen Stellungen berühren, während andere Theile nur von einem dieser beiden Gelenkflächen allein bestrichen werden. Man hat das Kniegelenk häufig mit dem Ellenbogengelenk verglichen; allein die Folge wird zeigen, dass beide Gelenke eigentlich keine weitere Analogie darbieten, als dass sie die zweiten Gelenke der Extremitäten, jenes der obern, dieses der untern, sind. — In den Gelenken der untern Extremitäten findet ein anderes Verhältniss der Excursionen statt, als in den obern. Bei den auf die Extremität beschränkten Bewegungen des menschlichen Körpers bewegt sich nämlich im Ellenbogen die Gelenkfläche des peripherisch gelegenen Knochens, der Knochen des Vorderarms, auf der des central gelegenen des Oberarms, so dass diese im Verhältniss zu jener das Punctum fixum, jene das Punctum mobile bildet und man daher hier nur von Beugung und Streckung des Vorderarms gegen den Oberarm sprechen kann. In den Gelenken der untern Extremitäten dagegen wechselt dieses Verhältniss. Indem die untern Gliederungen stets das Stativ für die über ihnen liegenden abgeben, bewegen sich die Gelenkflächen der obern auf denen der untern, und diese werden nur dann gegen jene bewegt, wenn der Ruhepunct dieses Stativs verändert wird. Man kann daher hier von einer Streckung und Beugung, sowohl des peripherisch als des central von dem Gelenk gelegenen Knochens sprechen.

In dem Kniegelenk bildet die Gelenkhöhle mit der Gelenkfläche der Tibia und der Kniescheibe den festen Punct, den Ruhepunct, das Stativ, auf welchem die Gelenkfläche des Oberschenkels sich bewegt, wenn die Stellungen des Rumpfes sich ändern. So dreht sich der Kopf des Oberschenkels auf diesem Puncte beim Aufstehen und Niedersetzen des Rumpfes, bei einzelnen Momenten des Gehens und Laufens etc. Bei andern Momenten dieser Bewegungen wird der Unterschenkel fortbewegt, und seine Gelenkfläche bewegt sich alsdann auf der Gelenkfläche des Oberschenkels. Die Gelenkflächen der drei sich im Kniegelenk berührenden Knochen müssen daher so construirt sein, dass diese doppelte Bewegung ermöglicht ist, und die Capsel muss einen solchen Bau haben, dass sie dieselben gestattet.

Da der Umfang und die Art der Bewegung zweier sich berührender Knochen von der Form der sich treffenden Flächen, von den Befestigungsmitteln und endlich von dem Substrat der bewegenden Kräfte abhängig ist, so werden wir diese Verhältnisse zunächst zwischen Kniescheibe und Oberschenkel und zwischen Schienbein und Oberschenkel gesondert betrachten und sodann den Mechanismus des Kniegelenks in seiner Totalität abhandeln.

I. Von der Bewegung zwischen Kniescheibe und Oberschenkel.

1. Bestimmung der Ausdehnung der Excursion der Kniescheibe auf dem Femur.

Betrachtet man zunächst die Ausdehnung der Bewegung der Kniescheibe auf dem Femur an einem Präparat, an dem man der deutlichen Einsicht halber die Capsel neben der Kniescheibe geöffnet hat, so bemerkt man, dass bei der vollkommensten Streckung des Unterschenkels dieselbe nur mit ihrem untersten Theil ihrer überknorpelten Fläche noch das obere Ende der Knorpelfläche des Oberschenkels berührt, und dass der grösste Theil derselben über jener in einer Verlängerung der Capsel auf dem mit Fett überpolsterten Knochen selbst ruht. Beugt man jetzt den Unterschenkel allmälig, so kommt der obere Theil der Knorpelfläche der Kniescheibe mit der Rolle in Berührung und steigt auf derselben herab, bis sie sich bei Beugung unter einem spitzen Winkel zwischen den beiden Gelenkflächen in den Sulcus intercondyloideus einlagert. Die Excursionssphäre der Kniescheibe auf dem Femur überschreitet daher nach oben die Knorpelfläche, während sie nach hinten das Ende derselben nicht erreicht. Sie durchläuft einen Weg, der mehr als das Dreifache der Länge ihrer Knorpelfläche beträgt.

2. Formen der Gelenkfläche der Kniescheibe.

An einem sehr starken Kniegelenk, dem die nachfolgenden Maasse entnommen sind, ist die überknorpelte Fläche der Kniescheibe 30 Mm. lang und 46 Mm. breit. Sie wird durch eine von oben nach unten und eine zweite von einer Seite zur andern verlaufende Erhabenheit in beiden Richtungen convex. Erstere erhebt sich 8 Mm., letztere 5 Mm. über die Ränder. Auf der Kreuzungsstelle dieser zwei Leisten ist die grösste Prominenz und auch der Knorpelbeleg am dicksten. Durch diese gekreuzten Leisten wird die Fläche zunächst in vier ungleiche Facetten getheilt, die in verschiedenen Horizonten liegen und von denen die beiden obern bedeutend grösser sind, als die untern. Die obere äussere Facette ist die grösste, 22 Mm. hoch und 24 Mm. breit, hat die Form der grössern Hälfte eines Ellipsoides; sie ist von oben nach unten wie seitlich etwas concav, in der ersten Richtung weniger als in letzterer; ihre quere Tiefe beträgt 2 Mm., ihre länge Tiefe nur 1 Mm. Die obere innere Facette ist 19 Mm. hoch und 13 Mm. breit. Durch eine von ihrem innern obern zum untern äussern Winkel im Kreisbogen verlaufende Kante ist sie seitlich convex oder wird vielmehr in zwei von einander abfallende Facetten getheilt, von denen die innere fast plan ist, am meisten prominirt, die äussere etwas concave nach innen abfällt. Jene bildet fast genau einen viertel Kreisausschnitt, dessen Mittelpunct die Kreuzungsstelle der Leisten der Kniescheibe ist und dessen Halbmesser 17 Mm. beträgt, die äussere bildet eine dieser angelagerte halbmondförmige Fläche von 7 Mm. Durchmesser. Die beiden untern Facetten sind viel kleiner, und unter ihnen ist auch die innere grösser, als die äussere. Jene auch seitlich mehr concavere ist 11 Mm. h. und 20 Mm. br.; diese planere 8 Mm. h. und 18 Mm. br.

Diese fünf Facetten der Gelenkfläche der Kniescheibe sind an frisch geöffneten Gelenken am deutlichsten sichtbar. In ihren relativen Grössenverhältnissen variiren sie wohl von einander. An trockenen Kniescheiben schrumpfen sie, und daher mögen die verschiedenen Angaben über die Form der innern Fläche, welche Malgaigne erwähnt, herrühren. Wir brauchen wohl kaum zu erwähnen, dass sie im Alter oder bei Krankheiten durch Abreibungen zu Grunde gehen oder Formveränderungen erleiden können.

Unter den mit der Gelenkfläche der Kniescheibe in Berührung kommenden Flächen des Oberschenkels ist es der vordere untere Theil der Gelenkfläche dieses, die Rolle, auf welcher die Kniescheibe bewegt wird oder welche an ihr auf und abgleitet. Die Fossa intercondyloidea und der Raum oberhalb der Knorpelfläche an der vordern Seite des Oberschenkels sind nur Ruhepuncte, welche die Kniescheibe an der Grenze der Excursionen des Unterschenkels occupirt.

3. Formelle Verhältnisse der Rolle des Oberschenkels.

Die Rolle ist der vordere Theil der Gelenkfläche des Oberschenkels und bildet bei aufrechter Stellung eine zuerst von oben nach unten und sodann von vorne nach hinten im Kreise verlaufende Rinne, so dass man einen vorderen senkrechten und einen horizontalen Theil derselben unterscheiden kann. Ihre Tiefe wird bei diesem Verlaufe flacher, vorn und oben ist sie 8 Mm., in der Mitte 6 Mm. und hinten 4 Mm. tief. Diess letztere Maass ist von der Grenze der Bestreichungsebenen der Kniescheibe genommen; da die Rolle hier nicht durch den äussern Knorpelrand begränzt wird, sondern die Berührungsflächen für das Schienbein sich hier seitlich neben der eigentlichen Rolle nach vorn erstrecken, ohne dass eine Abgrenzung stattfindet, so ist die Tiefe von dem Knorpelrande aus an dieser Stelle dem vordern Theil des horizontalen Theils grösser 10 Mm., und auch breiter und verschmälert sich nach aufwärts. An ihrem obern Ende ist sie 40 Mm., in der Mitte 50 Mm. und unten 65 Mm. breit. An dem obern Theile der Rolle überragt daher die 45 Mm. breite Kniescheibe die Rolle, etwas über die Mitte deckt sie sie vollständig und weiter unten wird sie von der Rolle überragt.

Die beiden Flächen, welche diese Rinne bilden, haben zunächst eine verschiedene Längen- und Breitenausdehnung.

Man kann die hintere Grenze der Rolle durch flache Vertiefungen, welche an dem horizontalen Theil der Gelenkfläche frisch geöffneter Gelenke deutlich sichtbar sind und die in der Richtung von aussen und vorn nach innen und hinten verlaufen, genau bestimmen. Hiernach dehnt sich die äussere Fläche weiter nach hinten und nach oben aus. Ihre Länge beträgt 53 Mm., die der innern nur 32 Mm. Sie ist auch breiter, 22 Mm. in der Mitte, die innere nur 18 Mm.

4. Vergleichung der Breitenverhältnisse der Facetten der Kniescheibe zu den Wänden der Rolle.

Die breitere äussere Facette der Kniescheibe entspricht der breitern Fläche der Rolle, die schmälere innere der schmälern innern Fläche. Jedoch steht die Grösse der Breite dieser Facetten, wie aus den oben angegebenen Breitenmaassen von 24 Mm. jener und 13 Mm. dieser hervorgeht, im umgekehrten Verhältniss zur Breite der die Rollen bildenden Flächen. Da die äussere Fläche der Rolle 22 Mm. breit ist, so wird sie von dem Rande der äussern Facette der Kniescheibe überragt, während die innere Fläche der Rolle bei einer Breite von 18 Mm. die 13 Mm. breite innere Facette der Kniescheibe überragt. Dieses Verhältniss findet zwar nur in der Mitte der Rolle statt, allein an keiner Stelle auch oberhalb überragt der Rand der innern Facette den Rand der innern Seite der Rolle, während die äussere Facette der Kniescheibe über die äussere Seite der Rolle um so mehr vorragt, je mehr sie dem obern Ende der Rolle genähert ist, und erst in dem untern Drittheil der Rolle wird sie von dem Rande derselben überdeckt.

5. Krümmungsverhältnisse der Berührungsflächen.

Von besonderer Wichtigkeit ist offenbar das verschiedene Krümmungsverhältniss der Curven der Gelenkfläche der Kniescheibe zu denen der Rolle. Die Rolle ist von oben und vorn nach unten und hinten convex, und zwar bildet die Rinne der Rolle den vierten Theil eines Kreisabschnitts, dessen Halbmesser 25 Mm. beträgt. Auch die Krümmung der innern Seitenwand entspricht Kreisabschnitten, deren Halbmesser sich um so mehr vergrössern, je weiter sie nach aussen liegen. In der Mitte der Seitenwand betrug der Halbmesser 30 Mm. Die Krümmungen der äussern Seitenwand der Rolle sind dagegen bedeutender, als die Krümmungen von Kreisen; sie nähern sich daher den spitzen Curven von Ellipsoiden. Dabei steigt die Wand rascher und weiter empor und ihre Kante überragt die der innern Wand. Auf einem 10 Mm. vor dem Sulcus intercondyloideus gemachten Querschnitte liegt die innere Kante 5 Mm., die äussere 8 Mm. höher, als die Mitte der Rolle, die Rinne. Weiter gegen das obere Ende 24 Mm. von dem Sulcus intercondyloideus entfernt, erstere 4 Mm., letztere 7 Mm. Die Rolle wird demnach in ihrem Verlauf nach oben flacher; das verhältnissmässige stärkere Vorspringen der äussern Kante bleibt sich dabei gleich. Seitlich ist die innere Fläche endlich fast plan, während die äussere eine geringe Convexität zeigt.

Die Curven derjenigen Facetten der Kniescheibe, welche mit der Rolle in Berührung kommen, die obere äussere Facette und die der Spina zunächst liegende kreisausschnittförmige innere entsprechen mit ihren queren Curven vollkommen den queren Curven der Rolle, indem die Concavität der erstern auch bedeutender ist, als die der letztern. Beide liegen daher in querer Richtung den beiden die Rollen bildenden Flächen vollkommen an. Dagegen sind in der Längenrichtung die Curven der Gelenkfläche der Kniescheibe nicht so bedeutend, wie die Convexitäten der Rolle, oder, was dasselbe ist, die Halbmesser der Längen-Curven der Gelenkfläche der Kniescheibe sind viel bedeutend grösser, als die Halbmesser der Längen-Curven der Rolle. Daher kommen an keiner Stelle der Rolle weder die Spina noch die fraglichen Facetten in ihrer ganzen Längenausdehnung mit der Rolle in Berührung, sondern nur in einer queren Linie. Es wird durch dieses Verhältniss, durch diesen beschränkten Contact offenbar die leichtere Bewegung zwischen beiden Gelenkflächen begünstigt.

6. Berührungsverhältnisse der Facetten der Kniescheibe zum Oberschenkel bei verschiedenen Stellungen des Unterschenkels.

Ist der Unterschenkel zum Oberschenkel vollständig gestreckt und wird der vierköpfige Streckmuskel in Thätigkeit gesetzt, so berühren nur die beiden kleinern untern Facetten der Kniescheibe die obere Grenze der Knorpelfläche des Oberschenkels und zwar wegen der grössern Ausdehnung der äussern Knorpelfläche der Rolle diese sie vollständig, während die innere Facette der Kniescheibe sich gegen den obern Rand des Knorpels der innern Seite der Rolle stemmt und ihn überschritten hat. Der übrige Theil der Gelenkfläche der Kniescheibe ruht in jener Vertiefung, welche über der Rolle liegt und die äussere obere Facette der Kniescheibe stemmt sich gegen eine Knochenerhabenheit, welche sich als Leiste von der äussern Kante der Rolle gegen den Oberschenkel allmälig abflacht. Diese Stelle, von Malgaigne creux suscondylien, von Pétrequin depressio supratrochlearis genannt, ist reichlich mit Fett ausgepolstert, so dass die Kniescheibe nicht abgleiten kann. In dieser Lage wird die Kniescheibe durch die Thätigkeit der Muskeln so fest gestellt, dass sie durch Druck nicht bewegt werden kann. Lässt der Muskelzug nach, so tritt die Kniescheibe zunächst mit der erhabensten Stelle ihrer Längenleiste, da wo diese sich mit der Querleiste kreuzt, auf die Rinne, ruht demnach auf einem Punct, und undulirt daher, d. h. sie weicht dem Fingerdrucke nach allen Seiten hin aus. Bei dem Fortschreiten der Kniescheibe auf der Rolle kommen die beiden untern kleinern Facetten und die obere innere, halbmondförmige, nicht in Berührung mit der Rolle, sondern ausser dem obern Theil der Längenspina die äussere und die der Spina zunächst liegende innere kreisausschnittförmige. Sobald nämlich die Rolle die quere Spina der Kniescheibe überschritten hat, gleitet die zwischen den obern Facetten gelegene Spina in dem Sulcus, die äussere Facette auf der äussern Fläche und die kreisförmige Facette auf der innern Fläche des Sulcus nach abwärts. Die halbmondförmige Facette kommt nicht mit der Rolle in Berührung, sondern ihr äusserer Rand steht von dem innern Knorpelrande derselben 3—4 Mm. ab. Die beiden untern kleinen Facetten endlich werden durch die in die Kniegelenkhöhle frei hineinragenden Fettpolster, welche mit dem Namen Ligamenta alaria benannt sind, gedeckt. Da die Längenconvexität der Rolle bedeutender ist, als die der Kniescheibe, da die Rolle selbst auf der vorderen Seite flacher ist, als auf der untern, da die äussere Facette die äussere Kante der Rolle überragt, so ist die Kniescheibe anfangs beweglicher und man kann sie leicht seitlich verschieben. Erst wenn sie den mehr horizontalen Theil der Rolle erreicht hat, bei Beugung des Unterschenkels unter einem rechten Winkel, wird die Berührung ausgedehnter und der gegen die Capsel andrängende Gelenkkopf des Oberschenkels spannt sie so, dass keine seitliche Bewegung mehr möglich ist.

Der ausgedehnteste Contact der Gelenkflächen der Kniescheibe mit dem Oberschenkel findet dann statt, wenn das Knie unter einem spitzen Winkel gebeugt ist. In diesem Falle sinkt die Kniescheibe in den Sulcus intercondyloideus; das vordere Ende der Kniescheibe überragt kaum den vordern Rand des Sulcus intercondyloideus; das hintere Ende derselben ragt bis zum Ende des horizontalen Theils der Gelenkfläche der Condylen. Die obere grosse äussere Facette occupirt von dem 30 Mm. breiten horizontalen Theil des äussern Condylus 20 Mm. der innern Seite; die halbmondförmige innere Facette von dem 27 Mm. breiten horizontalen Theil des innern Condylus nur 5 Mm., so dass also ersterer zum grössten Theil, letzterer nur sehr wenig von der Kniescheibe überdeckt wird. Die kreisausschnittförmige Facette ruht auf der mit Fett überpolsterten Insertionsstelle des hintern gekreuzten Bandes, und die untern kleinern Facetten ruhen auf den flügelförmigen Bändern.

Die Berührunpspuncte sind bei dieser Stellung am ausgedehntesten, indem alle drei obern Facetten ihren Grössen und Convexitäten entsprechende Flächen an dieser Stelle des Oberschenkels finden. Die Kniescheibe ist alsdann zwischen den Condylen tief eingesunken, ihre Ränder springen nicht vor und sind kaum fühlbar. Eine Lageveränderung durch Druck ist nicht möglich und mechanische Einwirkungen können alsdann nicht ohne Zertrümmerung der Condylen auf die Kniescheibe einwirken. Je breiter der Sulcus intercondyloideus ist, desto tiefer sinkt die Kniescheibe zwischen dieselbe ein. Es gründet sich hierauf der Unterschied zwischen spitzen und stumpfen Knien.

Man hat bisher der Kniescheibe eine wesentliche Bedeutung für das Kniegelenk abgesprochen (Ludwig's Lehrbuch der Physiologie des Menschen. Heidelberg 1853. p. 385). Um ihr eine Deutung zu geben, hat man sie einen Sehnenknochen, ein Sesambeinchen genannt, oder sie gar mit dem Olecranon verglichen, Analogien, die natürlich nichts sagen. Wir glauben, in dem Nachfolgenden sehr nothwendige Functionen derselben für das Kniegelenk nachzuweisen.

Schneidet man eine Kniescheibe quer durch, so kann man die Form dieses Durchschnitts mit einem Oval vergleichen, dessen dem Querdurchmesser der Kniescheibe entsprechender Längendurchmesser 50 Mm. und der der Dicke entsprechende quere Durchmesser 26 Mm. beträgt. Während dieser letztere ungefähr die Mitte des Ovals trifft, liegt ersterer 8 Mm. vor der Mitte weiter nach vorn, so dass ein bei weitem grösserer Theil der Kniescheibe in die Gelenkhöhle prominirt, als nach aussen vorsteht. Dazu kommt noch, dass die Capseltheile zum grössten Theil die äussere Fläche der Kniescheibe überkleiden, so dass diese schon durch ihre Elasticität die Kniescheibe gegen die Gelenkhöhle hindrängen.

7. Durchschnittsformen der Kniescheibe.

Dieses Verhältniss des Vorspringens der Kniescheibe gegen die Capsel tritt eben so deutlich auf dem Längsschnitt hervor, und bietet in dieser Richtung noch besondere Eigenthümlichkeiten dar. Der Längen-Durchschnitt der Kniescheibe ähnelt der Form eines Rhomboids, dessen oberer spitzer Winkel nach innen, dessen unterer nach aussen gestellt ist. Die Insertion der Zugmuskeln findet nun auf der ganzen obern kurzen Seite des Rhomboids statt, welche zwischen dem obern spitzen und obern stumpfen Winkel liegt, und zwar so, dass noch 5 Mm. vom Knorpelrande frei bleiben. Das Kniescheibenband dagegen entspringt nur von dem untern spitzen nach aussen gelegenen Winkel, während der grösste Theil der zwischen diesem und dem innern stumpfen Winkel gelegenen Fläche, welcher bei den Anatomen als nicht überknorpelter Theil der innern Fläche der Kniescheibe bekannt ist, frei bleibt. Es liegt hier ein 12 Mm. messender Theil innerhalb der Zugkräfte im Gelenke. Erinnern wir uns nun an die rhomboidale Form des Durchschnitts der Kniescheibe, so bildet eine lange Seite von 33 Mm. Länge die äussere

Fläche der Kniescheibe, an die obere 17 Mm. messende kurze Seite inseriren sich die Sehnen der Streckmuskeln; die 30 Mm. lange überknorpelte Fläche und 12 Mm. lange untere Seite liegen innerhalb des Gelenkes. Es tritt die Kniescheibe an ihrem obern Ende daher 5 Mm., in der Mitte an der grössten Protuberanz derselben 12 Mm. in die Gelenkhöhle vor, so dass man sich dieses Vorspringen als einen von oben nach unten sich verdickenden Keil denken kann.

Es ist aus dieser Darstellung schon abzusehen, dass ein Knochentheil, über den die Kniescheibe von unten nach oben hinübergleitet, um 12 Mm. zurückweichen muss im Verhältniss zu der Stelle, an der er stand, als er mit dem sehnigen Theil der Strecker in Berührung war, vorausgesetzt, dass dieser Knochentheil in dieser Richtung beweglich ist.

8. Kniescheibenband. Die Kniescheibe steht nun durch das 70 Mm. lange Kniescheibenband mit der Tibia in Verbindung. Dieses entspringt in einer Breite von 30 Mm. von dem äussern Theile der untern papillenförmigen Spitze der Kniescheibe und zwar so, dass seine hintern Sehnenfaserzüge von der Spitze selbst entstehen, während seine vordern die Fortsetzungen der mit dem Periost der vordern Fläche der Kniescheibe innig verwachsenen Fibrillen der Sehnen der Streckmuskeln sind. Die Sehne verschmälert sich allmälig, so dass sie vor ihrer Insertion 20 Mm. Breite hat, und inserirt sich hier 5 Mm. dick an die Protuberanz der Tibia in einer Längenausdehnung von 20 Mm., 30 Mm. unterhalb der obern Fläche des Schienbeins. Ihre vordere und seitliche Umgebung ist ein dichtes Bindegewebe. Ihre innere Fläche kommt nirgends in unmittelbare Berührung mit der Synovialmembran oder gar mit der Rolle des Oberschenkels.

In ihrem obern Theil, wo sie die Gelenkcapsel hinter sich hat, wird sie von dieser durch ein wohl 15 Mm. dickes Fettpolster getrennt und da, wo sie den über ihrer Insertion liegenden Theil der vorderen Seite der Tibia passirt, liegt zwischen ihr und diesem ein 27 Mm. breiter, 20 Mm. tiefer und 23 Mm. hoher, fast dreieckiger Schleimbeutel, welcher dem Bande gestattet, unter verschiedenen Winkeln auf die Tibia einzugreifen und seine Form und Dimensionsverhältnisse hiernach ändert. Greift das Band unter einem nach vorn offnen Winkel auf die Tibia ein, so vergrössert sich der gerade Durchmesser des Schleimbeutels; je mehr dagegen dasselbe in gerader Linie mit der vordern Kante der Tibia einwirkt, desto mehr verkürzt sich derselbe und verbreitert sich. Die vordere und hintere Wand desselben kommen mit einander in vollständige Berührung, wenn das Kniescheibenband der vordern Fläche der Tibia vollkommen anliegt, wie es bei der Beugung des Unterschenkels unter einem spitzen Winkel der Fall ist [1]).

Das Kniescheibenband greift bei verschiedenen Stellungen des Unterschenkels unter diesen verschiedenen Winkeln denselben an. Bei vollkommener Streckung bildet es mit der vordern Kante der Tibia einen nach vornen offenen Winkel von 150°. Bei der Beugung des Unterschenkels unter einem rechten Winkel verläuft es in gerader Richtung mit der vordern Kante der Tibia und bei der Beugung unter einem spitzen Winkel bildet es einen nach hinten offenen Winkel mit derselben von 152°. Indem es sich alsdann fest an die vordere Fläche der Tibia anlegt, wird es etwas ver-

---

1) Ich habe in zwei Fällen Entzündungen, in einem Falle Hydropsie dieses Schleimbeutels beobachtet. In den beiden ersten Fällen war die Beugung des Unterschenkels schmerzhaft, im letztern Falle beschränkt, und die Flüssigkeit wurde bei derselben zu beiden Seiten des Bandes vorgedrängt.

breitert. Man kann jedoch nicht sagen, dass die Kniescheibe einen Einfluss auf die Grösse des Angriffswinkels des Kniescheibenbandes in einer andern Stellung, als bei gestreckter Lage ausübt. Da bei dem bequemen aufrechten Stehen die Muskeln nicht thätig sind und das Kniescheibenband daher keinen Zug ausübt, so ist dieser vergrösserte Angriffswinkel von keiner Bedeutung für den Mechanismus des Stehens. Bei dem gezwungenen Stehen wird dagegen im Verhältniss zu diesem der Angriffswinkel verkleinert, da die Kniescheibe die Rolle fast vollständig verlässt und sich in der Vertiefung über der Rolle lagert. Wie dieselbe nach Valentin den Hebelarm der Tibia auf dem Drehpuncte des Oberschenkels vergrössert, ist mir nach der Darstellung dieses Physiologen nicht klar. Wenigstens lässt sie sich in dieser Beziehung nicht mit dem Olecranon vergleichen.

9. Muskeln der Kniescheibe.

Die Bewegungen der Kniescheibe und ihre Fixation wird durch den vierköpfigen Streckmuskel bewirkt, dessen einzelne Theile als M. rectus femoris vom Becken, als MM. cruralis, vastus, ex- und internus vom Oberschenkel entspringen. Indem erstere beide MM. rectus und cruralis von oben nach unten verlaufen, bewirken sie die auf- und absteigende Bewegung und spannen das Kniescheibenband von oben nach unten bei dem Andrängen des Kopfes des Oberschenkels gegen dieselbe. Während die Mittellinien dieser Muskeln bei gestreckter Stellung des Unterschenkels gerade Linien bilden und durch die eigenthümliche Insertion des Kniescheibenbandes der untere Theil der Kniescheibe stärker gegen den Knochen drückt, verläuft bei gebeugter Stellung dieselbe in einer Curve, die um so bedeutender ist, je mehr die Beugung zunimmt und von dem gegen die Kniescheibe andrängenden Gelenkkopf des Oberschenkels herrührt. In dieser Stellung drückt daher auch der obere

Theil der Kniescheibe stärker gegen den Knochen. Beide Muskeln inseriren sich gemeinschaftlich an die obere Fläche der Kniescheibe. Die Insertionen der MM. vasti stehen mit dieser Insertion seitlich in Verbindung, so dass die Verbindung dieser Sehnen mit der Kniescheibe die ganze obere Peripherie derselben einnimmt. Sie dehnen ihre sehnige Ausbreitung über die Gelenkcapsel aus und verhüten eine seitliche Aberration des Kniescheibe. Wegen des grössern Umfangs des Condylus internus ist der innere vastus an seinem untern Ende stärker entwickelt. Indem bei der Beugung der Kopf des Oberschenkels gegen sie andrängt, verbreitern sie sich und verschmälern sich bei der Streckung. Da sie seitlich an die Ligamenta intermuscularia befestigt sind, so dehnen sie sich durch das Hineinstülpen des Oberschenkelkopfes haubenartig aus.

Da die Insertion dieser vier Muskeln die ganze obere Peripherie im Umfange von 40 Mm. und den ganzen vordern Theil von 14 Mm. der obern äussern Fläche der Kniescheibe einnehmen, und da, wie oben bemerkt, der Ursprung des Kniescheibenbandes die vordere Fläche der Kniescheibe 30 Mm. weit occupirt, so bleiben zu beiden Seiten nur sehr kleine Theile des Kniescheibenbandes frei, an die sich Verstärkungsfasern der Capsel ansetzen.

11. Die Kniescheibe ist den Streckmuskeln so eingelagert, dass sie gegen die Gelenkhöhle bedeutend prominirt.

Die Kniescheibe erscheint sonach vollkommen in die Extensoren so eingelagert, dass sie äusserlich in einer Ebene mit der Oberfläche ihrer Sehnen liegt, während sie nach innen bedeutend vorspringt. Präparirt man nämlich die Weichtheile von der vordern Seite des Knies bis zur Kniescheibe weg, so bekömmt man nur den sanft gewölbten und mit den tendinösen Ausbreitungen der Streckmuskeln überdeckten grössern untern Theil der skeletirten Kniescheibe zu Gesicht, welcher, ohne vorzuspringen, oben in die Strecker, unten in das Kniescheibenband übergeht, von dem aber seitlich die Capseltheile abfallen. Oeffnet man nun ein Kniegelenk auf die Weise, dass man die untern Enden der Streckmuskeln sammt der Capsel und Kniescheibe von oben nach unten von dem Oberschenkel abtrennt, diesen gänzlich entfernt und nun die Capsel wieder in ihre Lage bringt, so scheint auf den ersten Blick die Kniescheibe nicht gegen die umgebende Capsel zu prominiren. Erst wenn man das dieselbe kranzartig umgebende Fettpolster lüftet, findet man, dass die Kniescheibe der Capsel so eingelagert ist, dass der überknorpelte Theil in die Capsel vorragt, so dass die Synovialmembran nicht vom Knorpelrande ausgeht, sondern sich um denselben herum zunächst ein verschieden tiefer Falz vorfindet. Am wenigsten eingesenkt ist die grosse äussere obere Facette und an ihrem obern Rande geht die Synovialmembran unmittelbar in die Fläche über; am tiefsten ist es die Längenspina und die kreisausschnittförmige Facette. Erst wenn die Synovialmembran 5 Mm. ihres Seitenrandes überzogen hat, geht sie von derselben ab.

11. Die Kniescheibe bewirkt durch Druck die bei der Streckung statt findende regressive Bewegung des Oberschenkels.

Es geht zunächst aus dieser Einsenkung der Kniescheibe in die Strecksehne des Unterschenkels, aus ihren Dickenverhältnissen und der Form ihrer Durchschnitte hervor, dass sie als erhabener Punct der Sehne der Streckmuskeln des Unterschenkels auf der innern Seite vorragt, dass sie eine derselben eingelegte keilförmige Pelotte ist, welche einen viel stärkern Druck auf die ihr unterliegenden Theile ausübt, als die Strecksehne. Dieser Druck wird sich um so mehr steigern, je mehr die Strecksehne im Zustande der Spannung sich befindet, je stärker die Beugung ist und je erhabener die unterliegenden Theile sind. Ist die Kniescheibe daher bei spitzer Beugung des Unterschenkels in die Fossa intercondyloidea eingelagert, so übt sie wegen der stärksten Extension der Strecksehne auch den stärksten Druck, der jedoch durch die Vertiefung dieser Stelle moderirt wird. Durch die Lagerung in dieser Vertiefung fixirt sie den über ihr liegenden sehnigen Theil der Streckmuskeln in der Rolle, und presst denselben tief in dieselbe ein. Man kann daher bei dieser Stellung am lebenden Menschen die Ränder der Rolle am deutlichsten fühlen und sieht sie zuweilen unter der Haut vorspringen. Sie übt hierdurch eine Fixation des Gelenkendes des Oberschenkels aus, wodurch dieser selbst gegen die Pfanne angepresst wird und die Drehung des Unterschenkels gegen den Oberschenkel freier von Statten gehen kann. Tritt sie aus der Fossa intercondyloidea auf den untern Theil der Rolle, so wird zwar die Spannung der Streckmuskeln verringert, allein die Erhabenheit der Rolle compensirt diesen Verlust. Der Druck des Oberschenkels gegen die Pfanne ist derselbe, dagegen die Fixation des Gelenkkopfes gegen den Unterschenkel eine andere geworden, die Drehungsfähigkeit des Unterschenkels ist beschränkter. Der Angriffswinkel des Kniescheibenbandes ist ebenfalls ein anderer geworden; das früher unter einem nach hinten offenen Winkel eingreifende Kniescheibenband läuft jetzt in gerader Linie mit der vorderen Kante des Schienbeins und hindert mit den beiden seitlichen Bändern die excessive Drehung des Unterschenkels.

Wenn nun die Kniescheibe sich von dem untern Theil der Rolle auf den vordern bewegt, bewirkt sie eine rückgängige Bewegung des Gelenkendes des Femurs im Verhältniss zur obern Fläche der Tibia, welche nach der Dicke der Kniescheibe 12 Mm. betragen muss. Indem nämlich Pfanne und Kniescheibe bei der Beugung unter einem rechten Winkel sich gegenüber stehen, haben sie den Oberschenkel durch ihre Gelenkflächen zwischen sich eingeklemmt. Sobald die Kniescheibe auf die vordere Fläche tritt, hört das Gegenüberstehen der Gelenkflächen, das Eingeklemmtsein auf, der Oberschenkel muss dem Drucke weichen und macht eine Streckbewegung. Die weitere Bedeutung dieser Streckbewegung müssen wir weiter unten ausführlicher erörtern. — Tritt die Kniescheibe von der Rolle aufwärts, so passirt sie eine ebene Fläche und kann daher keinen wesentlichen Einfluss durch Druck üben, dagegen ändert sich mit dieser Ortsveränderung, die gerade Linie, in welcher das Kniescheibenband mit der vordern Kante der Tibia verläuft. Es greift unter einem nach vorn offenen Winkel auf dieselbe ein, und da sein Insertionspunkt entfernt von der obern Fläche der Tibia ist, fixirt sie denselben gegen den Femur.

12. Die Kniescheibe verringert den Contact der Sehne des vierköpfigen Muskels mit der Rolle.

Ausser diesem Druck und Fixationswirkungen gewährt die Kniescheibe für den Mechanismus des Knies zwei andere wesentliche Vortheile. Einmal hebt sie durch ihre Gegenwart die ausgedehnte Berührung der Sehne mit der Rolle auf; wäre keine Kniescheibe vorhanden, so würde die Sehne bei allen Bewegungen so unmittelbar auf der Rolle laufen, wie sie mit derselben bei der Beugung unter einem spitzen Winkel in Berührung ist. Der Contact wäre daher über die ganze Rolle ausgedehnt, die Reibung bedeutender. Durch die Gegenwart der Kniescheibe, durch das oben beschriebene Verhältniss ihrer Krümmungsflächen zu denen der Rolle wird der Contact und die Reibung auf einen wechselnden Punct concentrirt.

13. Die Kniescheibe wirkt wesentlich bei der Gestaltveränderung der Capsel.

Sodann ist die Kniescheibe von dem evidentesten Einfluss auf den Mechanismus der Capsel, was wir später ausführlicher erörtern werden, hier aber erwähnen müssen. Wie erwähnt ist die Kniescheibe der Gelenkcapsel eingesenkt, so dass sie nach innen dieselbe um 5 Mm.

überragt. Sie bewegt dieselbe bei Streckung und Beugung so über die Rolle hinaus, dass diese nicht auf den Kanten derselben streift, sondern sich zeltartig über dieselbe hinausbewegt. Es ist dieser Mechanismus für die Capsel um so nothwendiger, da die ungleichen Gestaltverhältnisse des Gelenkkopfes des Oberschenkels eine sehr ausgedehnte Form und Lagenveränderung der einzelnen Capseltheile fordert. Die Drehpunkte der Kniescheibe und Kappe, die seitlichen Protuberanzen des Femurs, liegen der untern Fläche des Gelenkes näher, und es müsste beim Aufrichten des Oberschenkels auf der Tibia nothwendig eine starke Spannung der Kniekappe entstehen, wenn diese grössere Entfernung des Drehpunktes von vorn nicht durch die Verschmälerung des vordern Theils des Gelenkkopfes compensirt würde. Zur Sicherung der Lageveränderung der Kniekappe ist daher eine Stützrolle oder Stützschleife in der Kniescheibe gegeben.

II. Der Femoral-Tibialcontact.

14. Form der Gelenkenden. Die Gelenkenden des Oberschenkels und Schienbeins, welche sich in dem Kniegelenk berühren, sind nicht allein die stärksten Epiphysen der Extremitätenknochen überhaupt, sondern haben auch unter allen Knochentheilen des Skeletts den grössten Umfang. Indem der prismatische Körper der Tibia sich etwas nach innen dreht, geht er in den ovalen Gelenkkopf über, dessen grösste Breite von 80 Mm., und grösste Dicke von 52 Mm. der obern Fläche sehr nahe liegen. Der mehr cylindrische Körper des Oberschenkelbeins verbreitert sich zuerst und indem sich seine seitlichen Theile verdicken, bilden sie den mehr runden Gelenkkopf, der durch einen Einschnitt in zwei Theile getheilt ist und dessen grösste Breite von 84 Mm., entfernt von der Gelenkfläche, dessen grösste Dicke aber, von 64 Mm., in dem innern Condylus gelegen ist. Der Gelenkkopf des Femurs ist daher breiter und dicker, als der der Tibia. Der Breitenunterschied ist nicht bedeutend, und wird durch das Vorspringen der seitlichen Tuberositäten des Femurs, was ungefähr 4 Mm. beträgt, bedingt, so dass die Gelenkflächen selbst gleiche Breite haben. Der Dickenunterschied beträgt dagegen 12 Mm. und kommt daher der Dicke der Kniescheibe gleich (worauf wir hier aufmerksam machen wollen). Bei derjenigen Stellung, wo daher die Dickenmesser parallel liegen (bei der gestreckten), überragt das Gelenkende des Femurs das der Tibia um dieses Maass.

15. Excursion der Tibia auf dem Femur. Die Excursionssphäre der Tibia auf dem Femur dehnt sich von dem horizontalen Theil der Rolle bis zum hintern Ende der Gelenkköpfe aus. Die vordere Grenze dieses

Terrains liegt eines Theils ausserhalb des Bereichs der Knorpelflächen der Tibia, andern Theils findet der Contact hier nicht unmittelbar zwischen den Flächen statt, sondern wird durch das schon erwähnte Fettpolster, die s. g. flügelförmigen Bänder, vermittelt. Diese vordere Grenze ist Ruhepunct, indem die Knochen, wenn sie sich hier berühren, keiner andern als einer rückschreitenden Bewegung fähig sind, während an dem hintern Endpunct der Excursionssphäre noch eine andere Bewegung statt der regressiven, nämlich eine Rotation, an die Stelle tritt.

16. Obere Fläche der Tibia.

Die obere 78 Mm. breite und 56 Mm. tiefe Fläche der Tibia, welche man gewöhnlich mit dem Namen der Gelenkfläche benennt, hat eine fast ovale Form, welche, quer gestellt, zum grössten Theil nicht senkrecht auf der Axe des Knochens steht, sondern um 8—10⁰ nach hinten abfällt. Sie liegt ferner sich nicht so deckend mit der untern Fläche der Tibia, der Gelenkfläche des Sprunggelenks, dass Quer- und Längsdurchmesser beider Flächen parallel verlaufen, sondern sie ist gegen diese etwas nach innen rotirt, so dass die Querdurchmesser dieser beiden Gelenke approximativ unter einem Winkel von 30⁰ sich schneiden. Steht der Mensch daher auswärts, so laufen beide Querdurchmesser der Gelenkfläche der Tibia im Knie in gerader Linie und die Längendurchmesser parallel; setzt er dagegen den innern Rand der Füsse an einander, so schneiden sich beide Querdurchmesser der Gelenkfläche unter einem Winkel hinter, beide Längendurchmesser unter einem Winkel vor dem Knie.

Neigung derselben.

Verhältniss zur Gelenkfläche des Sprunggelenks. Aparallelismus

Die obere Fläche ist ferner nicht so gegen den Knochenkörper gestellt, dass dessen Mittellinie (Axe), wie es an der Sprunggelenkfläche der Fall ist, die Mitte derselben träfe, sondern sie fällt weit nach vorn und aussen von derselben, und die ganze Fläche ist daher von der Mitte des Knochens nach hinten und innen verschoben. Die Stellung der Gelenkfläche der Tibia zum Knochenkörper ist daher keineswegs so symmetrisch, wie sie es im ersten Augenblick zu sein scheint.

Unebenheiten der Fläche.

Auch ist die Fläche nicht eben, sondern zeigt Ungleichheiten. Fast in der Mitte erhebt sich eine sattelförmige Erhabenheit (Eminentia intermedia), welche nach vorn und hinten, so wie zu beiden Seiten abfällt und als unvollkommener Zapfen in die Fossa intercondyloidea des Oberschenkels eingreift. Dieser Zapfen liegt von dem äussern und innern Rande fast gleich weit entfernt, dem hintern Rande dagegen bedeutend näher als dem vordern. Von diesem Zapfen aus theilt sich die Fläche in vier Theile, von denen die beiden seitlichen überknorpelt, die vor und hinten derselben gelegenen nicht überknorpelt sind.

Überknorpelte Theile.

Die überknorpelten Theile, welche von beiden Seiten der Eminentia intermedia absteigen, haben eine Nieren- oder Rautenförmige Gestalt. Ihre Form ist nicht gleich, sie nehmen den grössten Theil der obern Fläche der Tibia ein und stehen nirgends miteinander in Berührung, indem der sehr höckerige nicht überknorpelte Theil dieser Fläche in Form einer Sanduhr zwischen ihnen gelagert ist. Auf der Eminentia intermedia liegen sie am nächsten 10 Mm. von einander, mit ihrem hintern Rande 15 Mm.; mit ihrem vordern 68 Mm. entfernt. Die Eminentia intermedia selbst liegt 36 Mm. von dem vordern und 17 Mm. von dem hintern Rande.

Nicht überknorpelter Theil der Gelenkfläche.

Es liegt daher ein weit grösserer nicht überknorpelter Theil vorn zwischen den Gelenkflächen als hinten. Ersterer liegt horizontal zu der Axe des Knochens und erhebt sich mit seinem innern Theil gegen die innere Knorpelfläche;

letzterer fällt nach hinten gegen die vordere Fläche unter einem Winkel von 140° ab. Er ist der einzige Theil der obern Fläche. welcher bei keiner Stellung in unmittelbarer oder mittelbarer Berührung mit dem Oberschenkel kommt. Sein äusserer Theil erhebt sich gegen die äussere Knorpelfläche.

Die beiden überknorpelten Flächen, welche, wie oben gesagt, nicht horizontal, sondern unter 8—10° gegen die Knochenaxe geneigt sind, unterscheiden sich in Lage, Grösse, Form und Oberfläche. Verschiedenheit der beiden Knorpelflächen.

Beide liegen zwar in ihrer Mitte in einem Horizont, allein nach dem oben angegebenen Verhältniss ihrer Durchmesser liegt die äussere mehr nach vorn, die innere mehr nach hinten von der Eminentia intermedia. Erstere ist breiter und kürzer (44 Mm. lang, 36 Mm. breit) und ähnelt mehr der Form einer Rhombe, letztere ist länger und schmäler (47 Mm. lang, 31 Mm. breit) und hat mehr eine Eiform. — Die wesentlichste Differenz zeigt sich an frisch geöffneten Gelenken in den Curven ihrer Oberfläche. Die innere zeigt eine in der Mitte, jedoch mehr nach vorn gelegene Concavität, welche fast in der ganzen Peripherie von einem planen, hinten breiter und vorn schmäler werdenden Theil umgeben ist. Nach innen wird dieselbe von der nach dieser Knorpelfläche steil abfallenden Eminentia intermedia begrenzt, welche sich über die tiefste Stelle derselben, 10 Mm., erhebt, von dem vordern Theil des innern Randes der Knorpelfläche allmählig aufsteigt und nach hinten rasch abfällt. Ihre vorn höhere Spitze ist 7 Mm. breit. Sie fällt gegen die Grube der Gelenkfläche unter einem Winkel von 125° ab. Diese nimmt von der ganzen Gelenkfläche 27 Mm. der Länge und 26 Mm. der Breite nach ein. Ihre Concavität von vorn nach hinten beträgt 2 Mm. Tiefe. Curven der innern Knorpelfläche.

Der Halbmesser der Curve misst daher in dieser Richtung 36 Mm. Die quere Concavität von dem äussern planen Theil bis zur Basis der am hintern Rande 8 Mm. hohen Eminentia beträgt 4 Mm. Bei der Breite in dieser Richtung misst der Krümmungshalbmesser der Curve 26 Mm. Der plane Rand ist hinten 11, seitlich 5 und vorn 3 Mm. breit. — Die Oberfläche der äussern Knorpelfläche hat eine von hinten nach vorn um ihre Eminentia intermedia herumlaufende Wellenform. Die Eminentia intermedia ist nicht so hoch an dieser Seite, indem sie sich über die Mitte dieser Fläche nur 8 Mm. erhebt und 2 Mm. niedriger ist, als die der andern Seite. Sie ist 6 Mm. von ihrer Basis aus hoch, ihre nach hinten gelegene höhere Spitze 5 Mm. breit. Sie liegt etwas weiter nach vorn als die der andern Seite, so dass die Knorpelflächen beider Gelenkspitzen sich gerade gegenüber liegen. Im Gegensatz zu der der innern Knorpelfläche fällt ihr vorderer Rand steil ab, während ihr hinterer sich allmählig senkt. Auch ihr Abfallen gegen die Gelenkfläche ist viel allmähliger. Der Winkel gegen die Fläche beträgt 150°. Der innere, hinter der Eminentia liegende Rand dieser Knorpelfläche liegt am höchsten, sie vertieft sich im hintern Drittheil am weitesten, erhebt sich wieder und senkt sich am vordern Rande so bedeutend, dass derselbe die tiefste Stelle der Gelenkfläche darstellt. Der Durchschnitt dieser Fläche von vorn nach hinten bildet eine Wellenlinie, deren hintere Erhebung 8 Mm., deren vordere 3 Mm. beträgt. Von innen nach aussen ist diese Fläche concav, und zwar in den Senkungen der Wellenfläche am tiefsten, auf den Erhebungen am flachsten, jene Tiefe beträgt 4 Mm., diese nur 2 Mm. An der hintern Seite dieser Fläche steigt der Knorpelüberzug in Form einer dreieckigen Fläche an der hintern Seite des Knochens herab, auf welcher die Sehne des M. poplitaeus verläuft.

Curven der äussern Knorpelfläche.

Die so eben beschriebenen Knorpelflächen der Tibia werden durch die ihren Rändern aufgelagerten und mit der Capsel fest verschmolzenen sogenannten halbmondförmigen Knorpel vertieft. Indem dieselben mit planen Flächen sich den Rändern dieser Knorpelflächen auflagern, dem Oberschenkel aber concave Flächen zukehren, wodurch und durch die Höhe ihrer äussern Ränder die Vertiefung erzielt wird, vergrössern dieselben das Berührungsterrain mit dem Oberschenkel und vermindern den Druck auf den Stellen, wo beide Knochen sich unmittelbar berühren. Vor allem jedoch bilden sie durch ihre Elasticität Knorpellippen der Gelenkflächen der Tibia, welche sich den verschiedenen Curven der Gelenkfläche des Oberschenkels genau anschliessen können und alsdann ventilartig wirken. Form, Lage und Mobilität beider Knorpel ist verschieden. Sie sind nicht von einander getrennt, sondern stehen an ihrer vordern Seite durch ein deutliches 2 Mm. breites 38 Mm. langes Bändchen, welches unter dem flügelförmigen Bande verläuft, in Verbindung. Dieses transversale Band, welches beide Knorpel arkadenartig verbindet, ist schon von Winslow (Exposition anatomique de la structure du corps humain, Amsterdam 1752) erwähnt. Ausser dieser gegenseitigen Verbindung und dem Zusammenhange mit der Capsel stehen dieselben in inniger Verbihdung mit dem nicht überknorpelten Theile der Gelenkfläche der Tibia und der äussere durch ein starkes Band mit dem innern Knorren des Oberschenkels. Beide haben einen äussern hohen Rand, welcher der Capsel fest verfilzt, und einen innern scharfen, der frei der Mitte der Knorpelfläche zugekehrt ist. 17. Halbmondförmige Knorpel.

Der halbmondförmige Knorpel der innern Knorpelfläche entspringt mit einem sehr spitzen Ende dicht hinter der Eminentia mammillaris, nahe dem Rande der Knorpel- 18. Innerer halbmondförmiger Knorpel.

fläche und verbreitet sich rasch, indem er sich unmittelbar auf denselben auflegt. An dem hintersten Theil der Gelenkfläche erreicht er seine bedeutendste Höhe und Breite, indem seine äussere Seite hier 5 Mm. hoch, seine untere plane dem Rande der Tibial-Gelenkfläche aufliegende Seite 14 Mm. und seine obere mit der Gelenkfläche des Oberschenkels in Berührung kommende Seite 10 Mm. breit ist. Die obere Kante seiner äussern Seite liegt hier noch in der Capsel, indem die Synovialmembran noch 2 Mm. derselben überzieht. Bei seinem Verlaufe von hinten nach vorn verschmälert er sich allmälig, so dass seitlich seine Höhe nur 4 Mm., die obere und untere Fläche 9 Mm. misst. Vorn ist er nur 2 Mm. hoch und 4 Mm. breit. Noch weiter nach vorn wird er immer dünner und spaltet sich in drei bandartige Streifen, welche anfangs zwar noch in die Gelenkhöhle vorspringen, bei Erschlaffung der Capsel (im Streckzustande) sich dicht aneinander legen, bei der Spannung derselben (im Beugezustand) sich von einander entfernen und endlich nicht mehr vorspringend sich zwar nicht constant, jedoch in mehren Fällen als bandartige Faserzüge verfolgen liessen. Der stärkste bildet das oben erwähnte Verbindungsband zwischen beiden halbmondförmigen Knorpeln und läuft unter dem Fettpolster der flügelförmigen Bänder nach dem vordern Theile des äussern Randes des äussern halbmondförmigen Knorpels; der zweite bildet das feste Substrat des s. g. Schleimbandes und geht zu dessen Insertion an den Oberschenkelkopf; der dritte endlich weniger constante zieht sich längs des vordern innern Randes der Knorpelfläche fort und inserirt sich vor der Eminentia intermedia.

Die Anheftung dieses Knorpels an die Capsel findet in gleicher Entfernung von der Insertion der Synovialmembran an die Tibia statt. Man kann den zwischenliegenden Theil der Capsel fast an allen Stellen bis zu 5 Mm. spannen. Nur der vordere Streifen, welcher in das Ligamentum mucosum übergeht, entfernt sich etwas weiter von der Knorpelfläche. Es ist daher nach keiner Seite hin eine Verschiebbarkeit des Knorpels auf der Gelenkfläche der Tibia möglich, wie wir sie an den äussern finden werden. Er kann sich nur gleichzeitig mit der Kapsel dehnen und zusammenziehen. Durch diese Form und Lagerungsverhältnisse des innern Knorpels findet eine Vertiefung der Gelenkfläche nur nach hinten und seitlich statt, während der vordere Theil durch das allmählige Schwinden des Knorpels keine Vertiefung erleidet. Die Tiefe der auf der Gelenkfläche durch Aufliegen des Knorpels gebildeten Grube beträgt 7 Mm. Die Vertiefung von innen nach aussen von der Spitze der Eminentia intermedia zum obern Knorpelrande misst 8 Mm.

19. Äusserer halbmondförmiger Knorpel.

Der halbmondförmige Knorpel der äussern Gelenkfläche bildet einen fast vollkommenen nur durch die Eminentia intermedia unterbrochenen Kreis oder besser gesagt Schlinge von ovaler Form, welche von der Eminentia intermedia herabsteigt. Sie entsteht nämlich dicht hinter der Spitze derselben vom Knorpelrande selbst, höher als der innere halbmondförmige Knorpel, und inserirt sich nach Bildung der Schlinge in einer rautenförmigen Grube vor derselben am nicht überknorpelten Theil. Er umgeht nicht die ganze Knorpelfläche, so dass er nicht, wie der innere längs dem ganzen Rande aufliegt, sondern er erreicht nur an der äussern Seite den Rand und es bleibt vor und hinter demselben ein Theil der Knorpelfläche frei; während daher sein Querdurchmesser mit der der Knorpelfläche übereinstimmt, ist der gerade kürzer. Bei einer Länge der Gelenkfläche von 44 Mm., misst der entsprechende Durchmesser des Knorpelrings nur 35 Mm., so dass also 9 Mm.

Knorpelfläche ausserhalb seiner Begränzung liegen. Die durch denselben umschlossene ovale Lücke misst im geraden Durchmesser 15 Mm. und im queren von innen nach aussen 25 Mm. Seine Höhe und Breite verhält sich an allen Stellen fast gleich. Sein äusserer Rand hat 6 Mm. Höhe, seine obere Fläche 12, seine untere 18 Mm. Breite. Er ist daher höher und breiter, als der Knorpel der innern Gelenkfläche. — Die Anheftung dieses Knorpels an die Capsel liegt seitlich der Insertion derselben an die Tibia näher, nur 6 Mm., vorn und hinten dagegen entfernter, 12 Mm.; ein Verhältniss, das eine Verschiebung des Knorpels von vorn nach hinten und umgekehrt möglich macht.

Unterbrechung der Verbindung mit der Capsel.

Die Verbindung dieses Knorpels mit der Capsel erleidet seitlich eine mehr oder weniger bedeutende Unterbrechung. In den meisten Kniegelenken, welche ich untersuchte, bestand dieselbe in einem von unten und hinten nach vorn und oben verlaufenden Schlitz, so dass hier der äussere an den übrigen Stellen der Capsel angeheftete Rand des Knorpels frei an der innern Fläche derselben anlag und demnach eine Communication zwischen dem oberhalb und unterhalb des Knorpels liegenden Gelenktheil statt fand. Die obere Kante des äussern Randes des Knorpels ist an diesem Schlitz scharf und eben, die untere dagegen hat einen 3 Mm. hohen Saum, welcher für die untere Oeffnung des Schlitzes eine Art Klappe bildet. Die obere Oeffnung ist weiter, 18 Mm. lang, die untere kürzer, 15 Mm. — In einem Falle bildete diese Unterbrechung der Anheftung des Knorpels an die Capsel nur eine sich nach oben öffnende Tasche, indem die untere Kante des äussern Randes des Knorpels der Capsel noch angeheftet, die äussere Fläche und der obere Rand desselben dagegen frei war.

Die Stelle und Richtung dieser Unterbrechung des Zusammenhangs des Knorpels mit der Capsel entspricht genau der Eintritts- und Durchlaufungsstelle der Sehne des M. poplitaeus in der Capsel. Sie beginnt da, wo diese Sehne von der äussere Fläche nach innen tritt. In dem Falle, dass dieses weiter oben, als gewöhnlich, stattfindet, ist nur eine Tasche, sonst ein Schlitz vorhanden. Ueberall findet man an der innern Seite der Capsel hier die ziemlich starke, glatte, halbeingesenkte Sehne. Die Gegenwart dieser Lücke gestattet dem Knorpel keine grössere Beweglichkeit auf der Knorpelfläche der Tibia, wie man wohl angenommen hat, sondern erlaubt der Sehne dieses Muskels sich sammt der ihr angehefteten Capsel gegen den Knorpel zu bewegen. Desshalb ist auch die obere Oeffnung dieses Schlitzes weiter, als die untere. Ausser den Anheftungen dieses halbmondförmigen Knorpels an dem nicht überknorpelten Theil der obern Fläche der Tibia, welche sich als eine Anhäufung parallel neben einander-liegender Faserbündel in den Knorpel hinein weit verfolgen lässt, und ausser seiner Verfilzung mit der Capsel finden sich noch drei besondere Haltungsbänder an demselben. Einmal der oben angeführte Sehnenstreif, welcher an der vordern Seite beide Knorpel verbindet. Sodann findet sich an seiner hintern Insertionsstelle ein besonderes dreieckiges Band von 15 Mm. Länge und 10 Mm. Höhe, welches von der innern Seite des äussern Gelenkknorrens des Oberschenkels zum obern Rande des Knorpels herabsteigt, nach vorn mit dem vordern Kreuzbande und nach hinten mit der Capsel in Verbindung steht. Endlich entsteht von dem hintern Theile des hintern Randes, 9 Mm. entfernt von der hintern Insertion des Knorpels, ein Band, welches sich dicht hinter der Insertion des hintern Kreuzbandes an die Mitte der innern Seite des Condylus internus femoris inserirt. Es ist an seinem Ursprunge am Knorpel halbrund, fast ebenso stark wie dieser selbst, so dass dieser sich in zwei Theile zu theilen scheint, 5 Mm. breit und

3 Mm. dick. Es legt sich dicht an die gekreuzten Bänder an, ist durch Bindegewebe mit ihnen verbunden und durch einen Schleimbeutel von ihnen geschieden. Es verbreitert sich sodann bis zu 13 Mm. Da es so dicht an der Insertionsstelle des Knorpels entsteht, so kann es nicht zur Befestigung desselben dienen. In der That kann man es auch durchschneiden, ohne dass derselbe etwas von seiner Befestigung einbüsst. Wir betrachten es daher als ein drittes gekreuztes Band, und werden bei diesen auf dasselbe zurückkommen.

Durch die bedeutende Breite dieses Knorpels, die von den Ursprungsstellen aus nach dem peripherischen Theile bis zu 18 Mm. zunimmt, wird die Knorpelfläche der Tibia zum grössten Theil überdeckt und der von demselben umschlossene und frei bleibende, 25 Mm. lange und 18 Mm. breite Raum ist die von der Eminentia absteigende schräge Fläche. Der tiefste Punkt der von dem halbmondförmigen Knorpel vertieften Gelenkfläche trifft daher den innern Knorpelrand desselben, wodurch offenbar die Verschiebbarkeit der Knochen auf einander begünstigt wird.

Wenn man an einem Präparat den über den Knorpeln liegenden Gelenktheil entfernt und dieselben in ihrer Verbindung lässt, so findet man, dass der äussere einer Verschiebung von vorn nach hinten und umgekehrt fähig ist. Ist er nach hinten verschoben und demnach seine vordere Befestigung der Capsel an die Tibia gespannt, so steht vorderer und hinterer Theil des Knorpels fast gleich hoch, indem der vorn etwas niedrigere Knorpel auf der erhabensten Stelle der Gelenkfläche ruht, Die Vertiefung der Fläche durch den Knorpel von vorn nach hinten beträgt alsdann 4 Mm.; von innen nach aussen dagegen 8 Mm. Ist er dagegen nach vorn verschoben, so tritt der vordere Theil des Knorpels auf den viel tiefer liegenden vordern Rand der Knorpelfläche, und steht daher niedriger als der hintere. Die Tiefe der Gelenkgrube beträgt alsdann von vorn nach hinten nur 3 Mm. und die seitliche 5 Mm. Es nimmt der Knorpel diese Stellung bei der vollkommenen Streckung ein, während er bei der Beugung hinten liegt. Bei dieser ist daher die Grube tiefer, bei jener flacher.

20. Gelenkflächen des Oberschenkels.

Die so eben beschriebenen Gelenkflächen der Tibia werden bei den verschiedenen Stellungen des Unterschenkels zum Oberschenkel von den hintern und untern Theilen der Gelenkfläche dieses eingenommen. Man kann sagen, dass wie zwei Gelenkflächen des Unterschenkels existiren, auch zwei des Oberschenkels vorhanden sind, indem beide durch die Incisura intercondyloidea nach hinten, und den untern Theil der Rolle nach vorn vollkommen von einander getrennt sind, so dass sie sich nirgends berühren.

Fossa intercondyloidea.

Die Fossa intercondyloidea bildet eine bei aufrechter Stellung von oben und hinten nach unten und vorn verlaufende, dabei etwas von aussen nach innen gestellte Rinne, welche am hintern Ende der Gelenkfläche beginnt und bis zur Rolle reicht. Sie macht denselben Weg in gerader Richtung, den die Gelenkflächen in Curven beschreiben. Sie hat einen hinten 17 Mm. breiten, sich kaum um 1 Mm. nach vorn verschmälernden Boden und zwei Seitenwände, die an der Uebergangsstelle des hintern Theils der Gelenkflächen am höchsten sind und welche nach vorn und hinten allmählig niedriger werden. Die äussere Seitenwand ist die höhere, 12 Mm. hoch und steigt unter einem Winkel von 116^0 gegen den Boden der Rinne ab. Die innere ist niedriger, 8 Mm. hoch, und bildet dadurch, dass der Rand der innern Knorpelfläche sie 3 Mm. hoch überdacht, eine Rinne. Der Boden der ganzen Rinne ist daher mehr gegen den Condylus internus gestellt.

Äussere Begränzungen der Knorpelflächen.

Die äussere Begränzung der Knorpelflächen bilden die äussern Seiten der Condylen. Der äussere Knorpelrand fällt gegen die äussere Seite ganz steil ab, unter 90^0, der innere Knorpelrand gegen die innere unter einem Winkel von 105^0.

Formelle Verhältnisse der Gelenkflächen.

Bringt man den Körper des Oberschenkels in eine senkrechte Stellung, so liegt die innere Gelenkfläche tiefer, als die äussere. Beachtet man jedoch die Stellung beider Oberschenkel am Skelett oder lebenden Menschen, so liegen beide Flächen in einem Horizont, da alsdann beide Oberschenkel nicht senkrecht, sondern connivirend gegen einander herabsteigen.

In Bezug auf die Breite kommen beide mit den Gelenkflächen der Tibia approximativ überein, in Bezug ihrer Länge übertreffen sie sie wohl um das Doppelte. Die innere Gelenkfläche ist länger als die äussere, erstere mass 90 Mm., letztere 85 Mm. Das umgekehrte Verhältniss fand an der Rolle statt, wodurch die gemeinschaftliche Länge der entsprechenden Seiten beinahe gleich ist. — Wie an der Rolle die Kante der äussern Fläche vor der der innern nach vorn vorsteht, so steht entgegengesetzt die innere Gelenkfläche vor der äussern nach hinten vor, denn denkt man sich den Körper des Oberschenkels durch eine Ebene in einen vordern und hintern Theil getheilt, so findet man, dass, wie an der Tibia die innere Gelenkfläche mehr nach hinten, die äussere mehr nach vorn liegt. Die äussern Ränder beider Knorpelflächen liegen etwas tiefer, als die innern, so dass beide Flächen sich etwas zugewendet sind. Bei der äussern Gelenkfläche ist dieses im höhern Grade der Fall, als bei der innern.

Beide Gelenkflächen sind im doppelten Sinne convex, einmal von vorn nach hinten und sodann von innen nach aussen. Letztere Convexität ist am innern Condylus bedeutender, als am äussern, der Krümmungshalbmesser ist kleiner als bei diesem. Erstere ist auch, wie wir weiter unten sehen werden, bei beiden Gelenkflächen verschieden. Weber hat dieselbe einer Spirale verglichen, deren erstes Stück mit einem Kreisbogen fast zusammenfällt.

Die Verschiedenheit der Form und Dimensionsverhältnisse der Richtung und Convexität, sowie die verschiedene Funktion giebt es an die Hand, an jeder dieser Fläche zwei Regionen zu unterscheiden; einmal den bei aufrechter Stellung horizontalen Theil, auf welcher sich der Körper beim Gehen stützt, und sodann den hinter denselben liegenden Theil, auf dem eine besondere Bewegung, die Drehung, ermöglicht ist. Da wo beide Regionen in einander übergehen, ist ihre Convexität am bedeutendsten. Auch liegen sie hier am entferntesten von einander. Die Entfernung ihrer innern Ränder beträgt 80 Mm. Die horizontalen Theile, die wir der Kürze und ihrer Bedeutung wegen Gehflächen nennen wollen, nähern sich einander, indem sie nach vorn verlaufen, so dass ihre inneren Ränder auf 10 Mm., ihre äusseren auf 52 Mm. von einander stehen. Die Mittellinien derselben kreuzen sich 20 Mm. vor der Gelenkfläche unter einem Winkel von 35^0. Die innere ist länger und ihre Ränder beschreiben nach aussen geschlossene Kreisbögen, die äussere kürzer, ihre Ränder verlaufen in geraden Linien. Wir bestimmten die Länge der innern zu 57 Mm.; die der äussern zu 46 Mm. Die innere ist hinten breiter, 30 Mm., vorn schmäler, 24 Mm., die äussere hinten schmäler, 28 Mm., und vorn etwas breiter, 30 Mm.

Die quere Convexität beider Regionen ist an jeder Stelle einer jeden gleich, allein bei beiden verschieden, die innere erhebt sich in ihrer Mitte bis zu 5 Mm., ohne dass jedoch ihre Krümmungscurve einen Kreisabschnitt bildet, sondern über denselben sich erhebt. Die grösste Erhebung findet auf der Mitte statt. Die äussere bildet, wie oben angedeutet, eine von aussen nach innen abfallende Fläche, deren bedeutendste Convexität dem äussern Knorpelrande näher liegt. Man kann sagen, sie befindet sich an der Grenze des äussern und mittlern Drittheils und beträgt 6 Mm.

In Bezug auf die Längenconvexität haben wir uns von der Zunahme des Krümmungshalbmessers nach vorn, wie sie Weber (Pag. 174) angiebt, nicht überzeugen können. Bei unsern Messungen verhielt sich der Krümmungshalbmesser der innern Gehfläche = 45 Mm. Der Mittelpunkt lag aber an drei verschiedenen Stellen. Wir gestehen indessen gern ein, dass unsere Angabe auch nicht die richtige sein kann, da die Längenconvexität der erhabensten Stellen ebenso in einem gegen die Incisura intercondyloidea gestellten Kreise von 55 Mm. Halbmesser verläuft, wie die Ränder dieser Flächen, und dass daher nur ein Durchschnitt in dieser Kreisrichtung ein richtiges Resultat geben kann. An der äussern Gehfläche betrug der Krümmungshalbmesser 52 Mm. und lag an einem Punkte. Die Längenconvexität ist demnach an der innern Gehfläche ebenfalls bedeutender als an der äussern.

Auch die hinteren Theile der Gelenkfläche des Oberschenkels, welche wir der Kürze wegen Drehflächen nennen wollen, nähern sich einander, indem sie nach oben aufsteigen, so dass ihre innern Ränder 22 Mm., ihre äussern 65 Mm. von einander entfernt liegen. Ihre Mittellinien schneiden sich unter 40^0, 45 Mm. über ihrem obern Ende. In Bezug auf ihre Formverhältnisse verhalten sie sich umgekehrt wie die Gehflächen. Der Drehkopf des innern Condylus wird durch fast gerade Linien in Form einer Raute begränzt und ist breiter, als der durch zwei Kreisabschnitte begränzte Drehkopf des äussern Condylus, während dieser etwas länger ist. Jener mass 33, dieser 40 Mm. Die quere Convexität entspricht auf dem innern in ihrer grössten Höhe nicht mehr der Mitte, sondern liegt mehr nach innen, während sie an dem äussern sich mehr in der Mitte befindet. Die Längenconvexität ist an dem äussern bedeutender als an dem innern, der Krümmungshalbmesser jenes misst 33 Mm., der dieses 22 Mm.

21. Vergleichung der Contactflächen.

Es bleibt uns endlich noch übrig, die sich berührenden Flächen in Bezug auf ihre Form, Dimensionsverhältnisse und ihre Krümmungen mit einander zu vergleichen. Wir wenden uns zunächst an die innern Gelenkflächen. Die innere Gelenkfläche der Tibia bildet, wenn der Knorpel dem Rande derselben aufgelagert ist, eine sich nach vorn etwas verflachende Mulde, deren Längsdurchmesser 40 Mm., der Querdurchmesser 30 Mm. Länge hat, deren Oberfläche der Länge nach 46 Mm., der Quere nach 35 Mm. misst. Der höchste Punkt ihres Randes ist die Mitte des hintern Knorpelrandes, dieser erhebt sich 7 Mm., die Eminentia und der äussere Knorpelrand 4 Mm. und der vordere 2 Mm. über die tiefste Stelle der Mulde. Die Krümmungen der Mulde sind in dem hintern Theil bedeutender, als in dem vordern. Auch ist ihr Längendurchmesser nicht gerade von hinten nach vorn, sondern zugleich etwas von innen nach aussen gestellt. — Der Durchmesser der Berührungsebenen des Condylus internus des Oberschenkels beträgt 51 Mm., die Länge der Oberfläche 62. In gestreckter Lage ist der Contact der Knorpelflächen am bedeutendsten. Es nehmen alsdann 46 Mm. derselben die ganze Fläche in Anspruch. Mit der Beugung wird die Ausdehnung der Berührungen verringert, so dass bei Beugung unter einem rechten Winkel nur 40 Mm. der Längendimension, und unter einen spitzen Winkel nur 36 Mm. der Oberfläche sich berühren. Fast umgekehrt ist es mit der queren Dimension. Die grössere Schmalheit der Gehflächen im Verhältniss zu dem Drehkopf bedingt eine ausgedehntere quere Berührung, wenn dieser mit der Gelenkfläche der Tibia in Berührung ist, als jene. — Diese verschiedenen Dimensionsberührungen bewirken bestimmte Dimensionsveränderungen des Knorpelringes. Bei der gestreckten Stellung, wo die ausgedehnteste Längenberührung und die geringste Quere vorkommt, wird derselbe von vorn nach hinten ausgedehnt und verschmälert sich, indem der äussere Theil desselben gerade durch die Vergrösserung seines Längsdurchmessers sich der Eminentia intermedia etwas nähert; die Gelenkfläche ist daher bei der Streckung verlängert. Bei der Beugung dagegen tritt der hintere Theil des Knorpels etwas auf die Gelenkfläche auf, der seitliche Theil wird durch die grössere Breite des Drehkopfes nach aussen gedrängt und die Gelenkfläche wird hierdurch verkürzt und verbreitert.

Die Form der äussern Gelenkfläche der Tibia ist, wie wir oben gesehen haben, dadurch veränderlich, dass der von der Eminentia intermedia in Form einer Schlinge herabsteigende Knorpel sich nach vorn oder hinten verschieben kann. Die Dimensionsverhältnisse der so gewissermaasen verschiebbaren Gelenkpfanne sind, wenn sie nach vorn steht, folgende: der hintere Ursprung des Knorpels liegt am höchsten, am tiefsten der vordere innere Theil. Alle übrigen Theile liegen fast gleich hoch. Der Durchmesser von vorn nach hinten beträgt 38 Mm.; die Oberfläche der Berührung in dieser Richtung 40, die Tiefe 3 Mm. Es folgt hieraus, dass bei der Länge der äussern

Gehfläche von 46 Mm. der Knorpel bei seiner Verschiebung nach vorn nicht das vordere Ende der Gehfläche erreicht und daher zwischen den Gelenkflächen eingeklemmt wird. Der Druck auf denselben durch diese Einklemmung wird durch das vor ihm liegende Fettpolster verringert. Bei der Verrückung des Knorpels nach hinten bildet die Eminentia die erhabenste Stelle, vorderer und hinterer Rand sind fast gleich hoch. Der Längendurchmesser von vorn nach hinten beträgt 31 Mm., die sich berührende Oberfläche beträgt 37 Mm., die Tiefe 5 Mm. Demnach ist auch hier bei der Beugung die Ausdehnung des Contactes eine geringere als bei der Streckung. Die Ausdehnung des Contactes bei gestreckter Stellung beträgt in der queren Ebene 27 Mm., die Contactoberfläche 30 Mm., die Tiefe der Gelenkgrube 6 Mm. Bei Beugung die Ebene oder Breite der Gelenkpfanne 20 Mm., die Berührungsfläche 23 Mm. und die Tiefe 3 Mm.

Die Drehung des Unterschenkels übt nur den Einfluss auf den äussern halbmondförmigen Knorpel, dass derselbe wieder nach vorn geschoben wird. Die Contactfläche wird hierbei um ein Millimeter der Länge nach vergrössert, der Quere nach etwas verringert.

III. Von den Bändern zwischen Tibia und Femur.

Der Oberschenkel wird zunächst durch die gekreuzten Bänder mit dem Unterschenkel verbunden. Sie bilden bei gestreckter Stellung des Unterschenkels eine Scheidewand, welche sich von der Mitte des hintern Theiles der Gelenkkapsel nach vorn erstreckt, und den hintern Theil des Gelenkes in zwei die beiden Condylen aufnehmende Theile theilt. Bei den Haussäugethieren erstreckt sich diese Scheidewand bis zu dem das Kniescheibengelenk von den Condylen trennenden Septum und schliesst beide Gelenke vollkommen von sich ab; beim Menschen hat sie vorn einen freien schrägen, vorn und unten nach oben und hinten verlaufenden Rand, vor dem beide Gelenke mit einander communiciren. Die gekreuzten Bänder sind durch Bindegewebe und Fett mit einander vereinigt, durch Schleimbeutel von einander getrennt und haben einen Ueberzug der Synovialmembran, so dass sie nicht innerhalb, sondern ausserhalb der Gelenkhöhle liegen.

Da das von dem hintern Rande des äussern Knorpels entspringende Band auf die Bewegung dieses keinen wesentlichen Einfluss übt, dagegen in seinem Verlauf und seiner mechanischen Bedeutung mit den von dem nicht überknorpelten Theil der obern Fläche der Tibia entspringenden beiden Bändern übereinstimmt und sich ebenso wie diese an eine Seitenwand der Fossa intercondyloidea inserirt, so muss man nicht zwei, sondern drei gekreuzte Bänder zählen.

Das vordere Kreuzband ist das kürzeste. Seine Insertion auf der oberen Fläche der Tibia liegt in der Axe des Körpers dieses Knochens. Sie beginnt mit kurzen Faserbündeln auf dem Sattel der Eminentia media etwas der äussern Gelenkfläche näher, dicht vor der hintern Insertion des äussern halbmondförmigen Knorpels und erstreckt sich mit längern Faserzügen bis zum vordern Ende der Capsel, dem Anfange der Fettpolster, 12 Mm. von der vordern Kante der Tibia entfernt. Der innere Rand der Insertion liegt dem vor der Eminentia liegenden Knorpelrande unmittelbar an, der äussere deckt die mit ihr durch dichtes Bindegewebe und einzelne Faserzüge innig verwebte vordere Insertion des äussern halbmondförmigen Knorpels, von dem Knorpelrande 6 Mm. entfernt. Diese von vorn nach hinten und etwas von innen nach aussen gestellte Ursprungsstelle ist 20 Mm. lang, vorn 10 und hinten 5 Mm. breit und hat demnach eine unregelmässige Form, deren Faserzüge an der vordern und innern Seite in einem festen rechten Winkel zu einander gestellt sind, während die hintern sich mehr unregelmässig inseriren. Während diese letzteren Faserzüge direct von dem Knochen in das Band eintreten, liegen die erstern eine Zeitlang noch dem Knochen an, und gehen erst, nachdem sie sich radienartig vereinigt und etwas nach aussen spiralig an einander gelegt haben, in das Band über. 22. **Vorderes Kreuzband.**

Die Insertionsstelle an der äussern Wand der Fossa intercondyloidea entspricht dem Theil derselben, welcher dem Drehköpfchen angehört und bildet den Secanten der Curve dieser Stelle. Sie hat die Form einer spitzen Raute, deren Längsdurchmesser bei aufrechter Stellung senkrecht steht. Die Insertionsstelle ist 15 Mm. lang und 6 Mm. breit. Diejenigen Faserbündel, welche von dem hintern Theil der Ursprungsstelle dieses Bandes an der Tibia entspringen, inseriren sich an dem untern Theil der bei Streckung senkrechten Insertionsstelle an dem Femur, während die vordern sich oben inseriren. Das Band ist daher ungleich lang, hinten misst seine Länge 20, vorn 30 Mm. In seiner Mitte ist er 8 Mm. breit, 5 Mm. dick.

Bei gestreckter Lage verläuft das Band von unten und vorn nach oben und hinten und dabei etwas von innen nach aussen. Seine vordere innere und äussere Seite ist frei, und nur mit der hintern hängt es mit den übrigen Bändern zusammen. Bei Beugung unter einem rechten Winkel wird die bei Streckung senkrechte Insertionsstelle horinzontal gestellt, und die hintern Fasern legen sich daher kreuzend an die vordern, was zu einer spiraligen Umwickelung bei der Beugung unter einem spitzen Winkel führt. Eine verschiedene Spannung des Bandes bei Beugung und Streckung habe ich nicht beobachtet. Weber behauptet zwar, dass es bei gebogener Lage fast ganz schlaff sei, bei der Streckung sich spanne. (Ich habe an frischen Präparaten dieses nicht beobachten können, glaubte indess bei der Streckung einen grössern Widerstand der hintern, bei der Beugung der vordern zu bemerken.) Indessen ist eine solche Beurtheilung einer verschiedenen Spannung durch Anschauung an Präparaten mannigfaltigen Fehlerquellen unterworfen, da durch die Präparation selbst der Zusammenhang zu sehr gestört wird. Genauern Aufschluss geben daher Messungen der Entfernungen der einzelnen Punkte der Insertionsstellen von einander. Der untere und obere Endpunkt der Insertionsstelle dieses Bandes an der innern Fläche des Drehkopfes liegt nun der Oberfläche da am nächsten, wo diese in die Stützflächen übergeht, indem ersterer von dem vordersten Theil der Stützfläche seiner Seite 10 Mm., von der Oberfläche der Stelle, wo jene in die Drehfläche übergeht, 6 Mm., und von dem hintern Theil des Drehkopfes 12 Mm. entfernt ist, letzterer von dem ersten Punct 27 Mm., vom zweiten 24 Mm., von letzterem dagegen nur 15 Mm. Es folgt hieraus, dass, wenn die Drehung der äussern Gelenkfläche auf einer und derselben Ebene oder einer Stelle der Tibia erfolgte, die Spannung der vordern Fasern des Bandes, welche sich oben inseriren, bei der Beugung allmählig abnimmt, während die Spannung der sich unten inserirenden Faserzüge bei einem gewissen Grade der Beugung zwar abnimmt, sich sodann aber wieder steigert. Zur Abnahme der Spannung der Fasern trägt jedoch noch bei der Beugung bei, dass bei derselben der Drehkopf eine andere tiefere Stelle der Gelenkfläche der Tibia berührt, als dieses bei der Streckung der Fall ist. Verringert aber wird die Erschlaffung der vordern Faserbündel durch die Torsion während der Beugung, während die gespannten hintern Faserbündel gegen die vordern um so mehr andrängen und dieselben in die Höhe heben, je mehr der obere Insertionspunct unter den untern herabtritt, wie dieses bei der Beugung um so mehr stattfindet, je spitzer der Winkel derselben wird.

Wir können, da diese Erschlaffungen nur einige Millimeter betragen, keine besondere Bedeutung dieses Bandes für bestimmte Stellungen der Streckung oder Beugung finden. Eben so gestattet die fast in einem Halbkreis gestellte Insertion des Bandes auf der Tibia zwar die Rotation, allein ohne eine Bedingung derselben abzugeben. Der wesentliche Effect, welchen dieses Band bewirkt, ist, dass es die Verschiebung der Tibia auf dem Femur nach zwei Seiten hin hemmt, ohne den Bewegungen der Beugung und Rotation hinderlich zu sein. Einmal verhindert es die Verschiebung des Schienbeins nach vorn bei allen Beugungs- und Rotationsstellungen, sodann aber auch die nach innen. In ersterer Beziehung ist es daher Leitungsband bei der progressiven und regressiven Bewegung des äussern Condylus des Oberschenkels auf der äussern Gelenkfläche der Tibia und gestattet demselben, sich bis zur gesetzmässigen Grenze nach vorn und hinten auf der Tibia zu bewegen. In letzterer Beziehung ist es Haltungsband für die innere Fläche der Tibia, in deren Knorpelüberzug es sich auch inserirt, und leitet die Drehung desselben bei der Rotation.

23. Mittleres Kreuzband. Das mittlere Kreuzband (hintere der Anatomen) hat seine Tibialinsertion an dem hintern Theil der hinter der Eminentia gelegenen nicht überknorpelten Fläche, 12 Mm. von jener entfernt, so dass sie nicht allein den Rest des horizontalen Theils einnimmt, sondern noch 6 Mm. an dem hintern Theil herabsteigt. Sie hat eine fast viereckige Form, die vorn etwas ausgezogen ist und nach hinten breiter wird, so dass sie sich einem Dreieck nähert, dessen Basis 14 Mm. breit, dessen Höhe 17 Mm. beträgt, und dessen Basis nach hinten und etwas nach aussen, dessen Spitze nach vorn und etwas nach innen gestellt ist. Die Faserbündel treten jedoch nicht von ihrer Insertionsstelle sogleich ab, sondern sind durch dichtes Bindegewebe und selbst durch kurze fibröse Faserbündel mit den vor ihnen liegenden hintern Insertionen beider halbmondförmiger Knorpel verbunden. — Die Femoralinsertion befindet sich an der innern Seite des Gehtheils der innern Gelenkfläche, also in dem vordern innern Theil der Fossa intercondyloidea und hat die Form eines gleichschenklichen Dreiecks, dessen vordere Seite von dem innern Theil des vordern Randes der Fossa intercondyloidea, dessen innere von dem vordern Theil des innern Randes des Condylus internus und dessen hintere Seite die beiden Endpuncte dieser Grenzen verbindet und auch am trockenen Knochen durch eine kleine Leiste markirt ist.

Diese letzte Seite ist auch der Sammelplatz der Faserzüge, indem dieselben von hier direct abtreten, nachdem die von dem Knorpelrande kommenden radienartig auf dem Knochen hinlaufen. Das Band tritt daher in einer Linie von 20 Mm. Breite vom Knochen ab, und hat durch seine Länge eine platte Form. Es verschmälert sich nach hinten bis zu 12 Mm. Sein der Fossa condyloidea zugekehrter Rand ist an 3 Mm. dick und 32 Mm. lang, der der innern Gelenkfläche zugekehrte ist scharf und nur 23 Mm. lang.

Bei gestreckter Lage des Unterschenkels hat das Band einen nur etwas von senkrechter Richtung abweichenden Verlauf, indem es von unten nach oben aufsteigend etwas nach vorn und innen von dieser Richtung abweicht. Scin über der Eminentia der Tibia liegender Theil hat die vordere Fläche etwas nach innen und unten, die hintere etwas nach aussen und oben gerichtet, der dicke Rand sieht nach vorn und aussen, der scharfe nach hinten und innen. Die Femoralinsertion bildet eine von vorn nach hinten verlaufende horizontale Linie. Bei der Beugung unter einem rechten Winkel wird dieselbe zu einer senkrechten, indem der vordere Endpunct derselben zur obern, der hintere zum untern wird. Die vordere Fläche sieht alsdann gerade nach vorn und etwas nach aussen, die hintere gerade nach hinten und etwas nach innen, und demgemäss haben die Ränder ihre Richtung verändert, indem der stumpfe Rand nach aussen und hinten, der scharfe nach innen und vorn steht. Bei der Beugung unter einem spitzen Winkel senkt sich der obere Bewegungspunct nach hinten, und die vordere Seite dreht sich noch mehr nach aussen. Bei der Rotation findet dieses endlich in dem Grade statt, dass die vordere Seite ganz nach aussen, die hintere ganz nach innen, der scharfe Rand nach vorn und der stumpfe nach hinten sieht. Es liegt alsdann mit seiner hintern Fläche dicht an der innern Fläche der Fossa intercondyloidea an. Nach Weber soll dieses Band bei gestreckter Lage erschlafft, bei gebogener Lage dagegen gespannt sein. Wir haben, um dieses zu untersuchen, Messungen angestellt. Der vordere Endpunct der Femoralinsertion ist von der erhabensten Stelle der Gehfläche des Condylus internus 22 Mm., von der erhabensten Stelle des Drehkopfs 42 Mm. und von dem hintern Theil des Drehkopfs 38 Mm. entfernt. Die Faserbündel, welche ihm zunächst liegen, sind daher bei Beugung unter einem rechten Winkel am meisten gespannt, weniger unter einem spitzen Winkel und am wenigsten bei der Streckung. Der hintere Endpunct der Femoralinsertion ist dagegen von ersterem Puncte 23 Mm., von dem zweiten 19 und dem dritten 22 Mm. entfernt. Seine benachbarten Faserbündel sind daher am meisten bei der Streckung und Beugung unter einem spitzen Winkel und weniger bei der Beugung unter einem rechten Winkel gespannt. Es folgt hieraus im Gegensatz zu der Weber'schen Angabe, dass bei keiner Stellung eine Erschlaffung des ganzen Bandes, sondern nur einzelner Faserbündel eintritt. Da dieses Band sich an die Mitte des hintern Theils der Tibia und des vordern Theils des Femurs inserirt, so verhütet es die Verschiebung der Tibia nach hinten und regulirt vorzugsweise die Bewegungen der Beugung. Eine seitliche Befestigung und Hemmung beider Knochen gewährt dieses Band desshalb nicht wie das vordere, weil es mit seinen Insertionen der Theilungsebene beider Knochen sehr nahe liegt, und man kann sich durch Durchschneidung aller übrigen Kreuzbänder mit Erhaltung dieses Bandes davon überzeugen, dass man alsdann die Tibia nach allen Richtungen, nur nicht nach hinten, auf dem Femur verschieben kann.

Indem dieses Band die Verschiebung der Tibia auf dem Femur nach hinten, das vordere aber die Verschiebung nach vorn und innen verhütet, könnte sich die Tibia einzig und allein nach aussen noch verschieben, wenn das dritte gekreuzte Band nicht vorhanden wäre. Da dasselbe, wie wir oben erwähnt haben, von dem hintern Rande des äussern halbmondförmigen Knorpels nahe an dessen hinterer Insertionsstelle an die Tibia entspringt, so kann man zunächst vermuthen, dass dasselbe zur Befestigung des halbmondförmigen Knorpels diene, oder die Verschiebung desselben auf der Tibia unterstütze. Allein es ist in Beziehung auf erstern Punct nicht abzusehen, warum dieser Knorpel ausser seiner Befestigung auf dem nicht überknorpelten Theil der Tibia noch eines so starken Befestigungsmittels bedarf, und andern Theils kann es auf die Bewegung des am meisten sich bewegenden Theils des Knorpels, des peripherischen, nicht influenciren, da es so entfernt von diesem der Insertionsstelle des Knorpels so nahe entspringt. Wenn man dieses frei präparirt und den äussern Condylus des Oberschenkels mit Erhaltung des entsprechenden halbmondförmigen Knorpels wegnimmt, so sieht man, dass bei Beugung und Streckung keine Bewegung des Knorpels durch dieses Band bewirkt wird. 24. Hinteres gekreuztes Band.

An dem vorliegenden Gelenke entspringt dieses Band 9 Mm. von der hintern Insertion des halbmondförmigen Knorpels entfernt, so dass der Knorpel sich hier in zwei Theile zu theilen scheint, indem die peripherischen Faserzüge desselben dieses unmittelbar in dasselbe übergehen. Anfangs hat es eine halbrunde Form, ist 5 Mm. hoch und 3 Mm. dick, verbreitet sich aber, indem es dünner wird, an seiner Insertion bis zu 13 Mm. Breite. Diese findet in horizontaler Linie hinter und so dem untern Theil der Insertion des mittlern Bandes statt, dass der vordere Insertionspunct ihr dicht anliegt, der hintere 3 Mm. entfernt bleibt.

Es hat eine Länge von 30 Mm. Bei gestreckter Lage des Unterschenkels verläuft es von aussen nach innen und von unten nach oben und nur wenig von hinten nach vorn. Seine eine Fläche steht nach oben, die andere nach unten, ein Rand nach vorn, der andere nach hinten. Durch den vordern Rand steht es mit der hintern Fläche des mittlern Bandes in Verbindung und seine untere Fläche bildet mit dieser einen dreieckigen Raum, der hinten durch die Capsel geschlossen wird und einen Schleimbeutel darstellt. — Bei der Beugung unter einem rechten Winkel nimmt seine bei der Streckung horizontal gestellte Insertion eine senkrechte Richtung an. Seine vordere Fläche legt sich alsdann an die hintere des mittleren Bandes an und das Band verläuft fast horizontal von aussen nach innen und hinten nach vorn. — Bei Beugung unter einem spitzen Winkel drängt es dadurch, dass seine Femoralinsertion mehr unter und vor der Insertion der oberen Faserbündel des mittleren Bandes zu liegen kommt, gegen dasselbe so an, dass jene sich über dasselbe hinüber legen.

Der hintere Endpunct seiner Femoralinsertion liegt der Mitte des Drehköpfchens und dem hintern Ende desselben am nächsten und der Mitte der Gehfläche am entferntesten. Der vordere Insertionspunct dagegen der ersten Stelle am entferntesten und der zweiten am nächsten. Dieser ist nämlich von ersterer Stelle 30 Mm., von der zweiten 25 Mm., von der dritten 28 Mm.; und der hintere von der ersten 16 Mm., von der zweiten 16 M., von der dritten 29 Mm. entfernt. Es folgt hieraus, dass auch an diesem Bande ein Wechsel der Spannung der einzelnen Faserbündel bei verschiedenen Beugungen vorkommt. Da endlich bei der Beugung die Femoralinsertion eine senkrechte Linie bildet, so kann keine grössere Spannung oder Erschlaffung einzelner Faserzüge bei der Rotation eintreten.

Es bleibt uns nun zunächst übrig, das relative Lagerungsverhältniss der einzelnen gekreuzten Bänder zu einander zu erörtern. Auf der Tibia liegt die Insertion des hintersten gekreuzten Bandes, welches vom äussern Knorpel entspringt, am höchsten. Fast eben so hoch liegt der hinterste Theil des Ursprungs des vorderen gekreuzten Bandes, während sein vorderer Theil schon tiefer entspringt. Am tiefsten entspringt das mittlere gekreuzte Band. Die Femoralinsertionen liegen ziemlich in einem Horizont, wenn man von der entgegengesetzten Richtung ihrer Insertionslinien, welche bei vollkommener Streckung an dem äussern Condylus mehr senkrecht, an dem innern mehr horizontal ist, absieht. Da das vordere Band von vorn und innen nach hinten und aussen, das mittlere aber von aussen und hinten nach innen und vorn verläuft, so ist eine Kreuzung beider Bänder mit ihren sich einander zugekehrten Seiten nothwendig. Diese Kreuzung findet bei gestreckter Lage dicht an dem inneren Femoralinsertionspuncte statt, bei gebeugter Lage in der Mitte dieses Bandes weiter unten und hinten. Dadurch, dass hierbei beide Bänder sich dicht an die Knochen anlegen, das vordere nämlich auf den vordern nicht überknorpelten Theil der Tibia und die innere Seite der Knorpelspitze der äussern Gelenkfläche, das mittlere an die innere Seitenwand der Fossa intercondyloidea, schwindet die Scheidewand, welche beide Bänder bei aufrechter Stellung zwischen beiden Drehköpfen bilden. Das Verhältniss des hintersten ge-

25. Verhältniss der gekreuzten Bänder zu einander.

kreuzten Bandes zum mittleren haben wir bereits oben angegeben.

Wenn man ein Gelenk so präparirt, dass man alle Bänder bis auf die drei Kreuzbänder wegnimmt und dabei die halbmondförmigen Knorpel mit entfernt, so dreht sich, wenn man den Unterschenkel schweben lässt, sowohl bei Streckung wie bei Beugung der Unterschenkel nach aussen, indem sich die Insertionspuncte der Bänder gegenüberstellen und die Kreuzungen aller drei Bänder, nämlich die des vordern mit dem mittlern, und die des hintern mit dem mittlern, aufgehoben werden, verlaufen die Bänder parallel von oben nach unten. Lässt man dagegen die halbmondförmigen Knorpel mit der Tibia in Verbindung, so reicht der Widerstand, welchen der hintere Knorpelrand des innern Knorpels bildet, hin, um dieses Bestreben zu annulliren. Es bleiben alsdann beide innern Knorpelflächen miteinander in vollkommenem Contact, während die äussern einige Millimeter sich von einander entfernen. Es ist daher nicht anzunehmen, dass am lebenden Menschen diese Aufwicklung von Einfluss auf die Rotation des Unterschenkels ist.

26. Wirkung der gekreuzten Bänder.

Fassen wir nach dem oben Gesagten die Wirkung der Kreuzbänder zusammen, so können wir sagen, dass die Kreuzbänder die wesentlichsten Verbindungsmittel des Ober- und Unterschenkels sind und dass sie ihren Fixationspunct ändern, je nachdem dieser auf jenem oder jener auf diesem sich bewegt. Sie beschränken, jedes für sich, die Beugung und Streckung, und legen der Rotation kein Hinderniss in den Weg. Sie hemmen sodann eine jede seitliche Verschiebung der Knochen bei allen Stellungen derselben zu einander und zwar so, dass die Verschiebung der Tibia nach vorn und innen durch das vordere, nach hinten durch das mittlere und nach aussen durch das hinterste Kreuzband verhütet wird. Es scheint dieses die hauptsächlichste und wesentlichste Wirkung dieser Bänder zu sein.

Als wesentliche äussere Verbindungsmittel des Oberschenkels und der Unterschenkelknochen treten sodann die seitlichen Bänder auf. Sie bieten im Grunde genommen nur die Analogie, dass sie beide seitlich an dem Gelenke liegen und das Gelenk gleichsam in einen vordern und hintern Theil theilen. In Form, Lage und Insertion sind beide sehr verschieden. 27. Die seitlichen Bänder.

Das äussere Seitenband liegt so entfernt von der Capsel, dass es nicht wohl den Namen eines Capselbandes verdient; obgleich es oben derselben näher liegt, so bleibt es doch stets 5 Mm. von derselben entfernt und entfernt sich nach unten bis zu 8 Mm. Es liegt dicht unter der Kniekappe von der Fascie bedeckt und ist von so lockerem Bindegewebe umgeben, dass dasselbe namentlich in seinem untern Theile vollkommen einer Sehnenscheide gleicht. Es ist ein rundliches Band von 69 Mm. Länge, 7 Mm. Breite und 6 Mm. Dicke; 67 Mm. Länge, 4 Mm. Breite, 3 Mm. Dicke fand ich bei einem andern Knie. Seine Ursprungsstelle an der Tuberosität des äussern Gelenkkopfes hat die Form eines gleichseitigen Dreiecks und liegt 22 Mm. von dem vordern, 17 Mm. von dem untern und 15 Mm. von dem hintern Theil der Gelenkfläche entfernt. Das an seinem obern Ende dreieckige Band nimmt nach unten eine rundliche Form an und inserirt sich an eine ovale Fläche des obern äussern und vordern Theils des Köpfchens der Fibula. In zwei andern Fällen spaltete sich das Band in der Höhe der Tibialfläche in ein inneres rundes und vorderes plattes Bündel. Ersteres setzte sich an seine gewöhnliche Stelle, letzteres ging zur äussern Fläche der 28. Aeusseres Seitenband.

Fibula und stand mit der Fascie derselben in inniger Verbindung. Der hintere Rand dieses Fascikels ist nicht scharf begrenzt und erhält noch Faserzüge von der den Drehkopf bekleidenden äussern Capsel. Es ist vielleicht das von Einigen als Ligamentum, laterale externum posterius beschriebene Band. Man kann es als ein sehr dünnes, aus einzelnen Faserzügen 8 Mm. breites Band präpariren. Seine Insertion liegt vor der Insertion des Lig. laterale anterius, und indem es in die sehnigen Ausbreitungen des musc. biceps untergeht, bildet es die vordere Wand des Schleimbeutels, welcher sich an dem untern Ende dieses Bandes vorfindet, und steht hier in Verbindung mit dem Theile der sehnigen Insertion des musc. biceps, welcher ausserhalb der Insertion des runden Bandes nach vorn verläuft. Der Schleimbeutel steigt von der Insertion an die Fibula 15 Mm. in die Höhe. Man kann dieses Band äusserlich sich spannend fühlen, wenn man ein Bein über das andere schlägt. Auch die Sehne des musc. biceps war in zwei Theile gespalten, dessen hinterer Theil sich an das Köpfchen der Fibula ansetzte, dessen vorderer über die hintere Portion des seitlichen Bandes hinüberlief und seine Sehnenfasern in dem Periost der Tibia bis zur Protuberanz derselben verfolgen liess. Zwischen vorderer und hinterer Portion der Sehne und des Bandes befand sich ein Schleimbeutel.

Bei der Beugung des Unterschenkels dreht sich der obere Insertionspunkt dieses Bandes um seine Axe, was bei der gleichseitigen dreieckigen Ursprungsform geschehen kann, ohne Torsion zu bewirken. Bei der Drehung des Unterschenkels torquirt sich das Band etwas, wobei die rundliche Form ganz günstig ist.

Bei der Streckung des Unterschenkels sind seine Insertionspunkte 69 Mm. von einander entfernt, bei der Beugung unter einem rechten Winkel 65 Mm. (bei der Rotation in dieser Beugung 62 Mm.). Bei der Beugung unter einem spitzen Winkel von 65⁰ 51 Mm.; (bei der Rotation unter diesem Winkel 54 Mm.). Diese Differenzen bei verschiedenen Stellungen des Unterschenkels sind dadurch bedingt, dass seine Femoralinsertion dem hintern Theile der Gelenkfläche am nächsten und dem vordern Theile immer mehr entfernter liegt. Von der Mitte der Gehfläche beträgt die Entfernung 27 Mm., von der Mitte des Drehkopfes 22 Mm. und von dem hintern Theile desselben 20 Mm. Aus diesen Messungen geht hervor, dass das Band bei der Streckung des Unterschenkels am meisten gespannt ist, und dass es um so mehr erschlafft, je stärker die Beugung ist. Die Spannung nimmt bei der Rotation des Unterschenkels alsdann um ein Minimum zu, da die Fibularinsertion sich etwas nach hinten entfernt.

Auf die eigentliche Befestigung des Kniegelenkes hat dieses Band keinen weitern Einfluss, als dass es in Gemeinschaft mit dem innern seitlichen Bande die Rotation des Unterschenkels in gestreckter Lage hindert. Man kann es selbst durchschneiden, ohne dass selbst bei gestreckter Lage die Festigkeit des Gelenkes abnimmt. Wir wollen hiermit jedoch nicht sagen, dass es der übermässigen Streckung nicht entgegentrete, obgleich nach seiner Durchschneidung mit Erhaltung der anderen Gelenkbefestigungsmittel keine auffallendere Streckung des äussern Condylus ermöglicht ist.

Es scheint dieses Band vorzugsweise auf die Configuration des Sprunggelenkes zu wirken, da es bei seiner Spannung den obern Theil der Gelenkfläche der Fibula gegen die Tibia anpresst und hierdurch eine seitliche Erweiterung der Gelenkfläche der Tibia im Sprunggelenk entstehen muss.

29. Musculus poplitaeus. Zur Befestigung des Gelenkes auf der äussern Seite dient die Sehne des Musculus poplitaeus, die eines Theils durch ihren den Kreuzbändern ähnlichen Bau und dadurch, dass sie mit einem Verkürzungsapparat, dem genannten Muskel, versehen ist, befähigt wird, die Befestigung des Gelenkes bei allen Stellungen des Unterschenkels zum Oberschenkel, der Streckung, Beugung und Rotation zu unterhalten. Wir handeln ihn daher auch an dieser Stelle ab.

Der Musculus poplitaeus hat einen platten, dünnen, dreieckigen Muskelbauch, dessen Lagerungsstelle an der hintern Seite der Tibia durch den obern Theil des innern hintern Winkels derselben, durch die Grenze ihrer obern Epiphyse und durch die Linea obliqua eingeschlossen wird. Von dem innern Theile dieser nicht unbeträchtlichen Fläche entspringen seine Muskelbündel theils sehnig, theils fleischig, so dass hier seine innere Fläche dem Periost nicht aufgelagert, sondern innig mit ihm verbunden ist. Dem äussern Theile des Dreiecks liegen die von den Rändern entstandenen, theils fleischigen, theils sehnigen Bündel nur auf und sind durch lockeres Bindegewebe mit dem Periost verbunden. Die äussere Fläche des 5 Mm. dicken Muskelbauches wird seitlich von den Bäuchen der Mm. gastrognemii und dem äussern Theil des Ursprungs des M. soleus gedeckt, so dass die Mitte desselben frei bleibt und den untern Theil des Bodens der Kniekehle bildet, auf dem die Gefässe und Nerven verlaufen. Der äussere Rand dieses Muskels verläuft von innen und unten nach aussen und oben. Er ist ziemlich frei und steht nur durch lockeres Bindegewebe mit den hier entspringenden Unterschenkelmuskeln in Verbindung. Sein innerer Rand wird von der starken Fascia profunda cruris gedeckt, in welche sich ein Theil der Sehne des M. semimembranosus ausbreitet und nach innen mit dem hintern Rande des Lig.

laterale internum in Verbindung steht. Sein oberer Rand liegt fast unmittelbar an der Tibialinsertion des mittlern gekreuzten Bandes, und steht mit den fibrösen Faserzügen der Capsel der Kniekehle durch einzelne Bündel in direkter Verbindung. Die oberen Muskelbündel laufen fast horizontal, die unteren steigen von innen und unten nach oben und aussen auf. Sein unterer Winkel ist spitz, sein innerer oberer nähert sich einem rechten. Sein äusseres oberes, 18 Mm. breites und 4 Mm. dickes Ende ist nach dieser Richtung hin etwas ausgezogen und auf der innern Seite stark sehnig. Es liegt theils auf einem unter ihm befindlichen Schleimbeutel auf, theils unmittelbar auf der Capsel, welche die von der äussern Fläche der Tibia nach hinten herabsteigende Knorpelfläche deckt. Das Ende der Muskelbündel steigt hier an der innern Seite des Köpfchens der Fibula schräg von innen und unten nach oben und aussen in die Höhe, und befestigt sich in schräg von aussen und unten nach innen und oben verlaufender Linie an die Capsel in der Höhe der Spitze der Fibula so innig, dass man glaubt, hier das Ende des Muskels zu sehen. Es zieht sich nämlich an dieser Stelle ein 20 Mm. langes und 9 Mm. breites Band von dem den Drehkopf der äussern Gelenkfläche des Oberschenkels überziehenden Capseltheil dicht hinter dem Ligamentum externum herab, das dicht hinter demselben schmal entspringt, sich aber bei seiner Insertion an die oberste Spitze der Fibula verbreitert. Dieses Band deckt die Verbindungsstelle des Muskels mit der Capsel.

Hat man dieses Band, was von einigen Anatomen als Ligamentum laterale posticum beschrieben ist, entfernt, so kann man die tendinöse Ausbreitung des Muskels weiter verfolgen. Man findet alsdann, dass der obere breitere Theil des Muskelendes in eine mit der Capsel innig verwebte dünne tendinöse Ausbreitung übergeht, deren Zug sich nach der Richtung der Insertion des Mm. gastrognemius externus dicht über dem äussern Drehkopfe verfolgen lässt, während der untere seine Dicke beibehält und die Capsel durchbohrt, um an der innern Seite als 9 Mm. breite und 5 Mm. dicke Sehne wieder zu erscheinen. Die Verfilzung an der Durchtrittsstelle ist so innig, dass die Sehnenbündel der Capsel in die der Sehne und diese wieder in jene übergehen. Ausserdem geht ein 18 Mm. langes und 8 Mm. breites Haltungsband von dem untern Rande derselben zur Fibula herab. An der innern Seite der Capsel liegt die Sehne nur von der Synovialmembran bedeckt, ja sie sackt sich zuweilen so in dieselbe ein, dass sie ein durch eine Duplicatur gebildetes Haltungsband von der Stelle ihres Eintritts in die Capsel bis zu ihrer Insertion an dem Knochen hat.

Ihre Eintrittsstelle in die Capsel entspricht stets dem äussern stumpfen Rande des halbmondförmigen Knorpels an der Stelle, wo derselbe von der Kapsel getrennt ist. Auch die Trennung steht, wie wir oben angedeutet haben, genau in Verbindung mit dem Orte des Eintritts der Sehne. Tritt dieselbe tiefer ein, als der Knorpelrand, so findet sich ein Schlitz vor, tritt er aber über der untern Lefze desselben ein, so findet man nur eine Tasche.

Die Insertionsstelle der Sehne an die äussere Seite des äussern Gelenkkopfes findet innerhalb der Kapsel an der Seite des Drehköpfchens hinter und unter der Femoralinsertion des seitlichen Bandes statt. Die hinteren Fasern treten in eine Linie an, welche unterhalb der Insertion des seitlichen Bandes beginnt und schräg nach unten und hinten bis zum Knorpelrande 12 Mm. herabsteigt. Die vorderen Faserzüge breiten sich im Kreise radienartig 10 Mm. nach vorn aus. Die Insertion hat daher vollkommene Analogie in der Form mit der Femoralinsertion des mittleren gekreuzten Bandes. Bei der Streckung des Unterschenkels liegt der obere Insertionspunkt etwas vor dem untern, wodurch eine geringe Torsion der Sehne bedingt ist. Bei der Beugung tritt der untere Insertionspunkt vor den obern. Die Torsion wird hierdurch aufgehoben und die Sehne bestreicht mit ihrer innern glatten Fläche den äussern Knorpelrand, dem sie fest anliegt. Sie kreuzt sich alsdann auch mit dem äussern seitlichen Bande, indem seine Insertion vor die Femoralinsertion dieses tritt. Seine Insertionspunkte liegen dem unter ihnen liegenden Theile der Gehfläche und der Mitte des Drehkopfes näher, als dem hintern Theile des letztern, der obere ist vom ersten Punkt 20, von dem zweiten 19, von dem dritten 25 Mm.; der untere von ersterem 12, von dem zweiten 10 und dem dritten 24 Mm. entfernt.

Ueberblicken wir den so eben beschriebenen Bau und Verlauf dieses Muskels, so ist es wohl keinem Zweifel unterworfen, dass er an der Tibia seinen festen, an dem Femur seinen beweglichen Punkt hat, dass er also ein Muskel ist, der von der Peripherie gegen das Centrum wirkt, und es ist kein Grund vorhanden, anzunehmen, dass er seinen Fixationspunkt ändern könne. Die innige Verschmelzung seiner Sehne mit der Capsel, bei dem Eintritt in dieselbe, die tendinöse Ausbreitung eines Theils seiner Sehne an den hintern Theil derselben und endlich die Anheftung der zum Oberschenkel gehenden Sehne an die innere Seite derselben deutet offenbar dahin, dass er auf die relativen Stellungsverhältnisse des Unterschenkels zum Oberschenkel nur mittelbar durch Herabziehen des äussern und hintern Capseltheils wirken kann. Gegen eine unmittelbare Einwirkung auf die Locomotion des halbmondförmigen Knorpels spricht, dass derselbe gerade da, wo die Sehne mit ihm in Berührung kommt, eine Unterbrechung seiner Anheftung an die Capsel hat, welche das Hin- und Hergleiten der Sehne auf dem äussern Rande des Knorpels begünstigt und wenigstens die Ortsbewegung desselben durch die Sehne unsicherer macht, als wenn dieselbe an demselben festgeheftet wäre. Der eigenthümliche schiefe Verlauf dieses Muskels um mehr als ein Drittheil des ganzen Gelenkes herum, die Nähe seiner Insertionspunkte an das Hypomochlion seiner Hebelarme sprechen dagegen, dass derselbe ein Beugemuskel ist, während sie unwillkürlich den Gedanken an eine rotatorische Wirkung erwecken, durch welche der nach aussen rotirte Unterschenkel nach innen rotirt wird. Allein hierbei müsste man eine Umkehrung seines Fixationspunktes annehmen, wogegen die oben angeführten Gründe sprechen. Es bleibt daher kein Zweifel, dass er den Oberschenkel auf den Unterschenkel nach aussen rotirt, eine Bewegung, welche in ihrem Zwecke bis jetzt nicht erkannt, unten ausführlich betrachtet werden wird.

Fragen wir das Experiment, so bemerkt man an einem Kniegelenk, das man mit Erhaltung der Bänder und des Musculus poplitaeus vollkommen frei präparirt hat, dass dasselbe bei der Beugung und Streckung gleiche Festigkeit an seiner innern und äussern Seite zeigt, so dass keine anomale Mobilität, keine Excursion, welche ausserhalb der normalen Sphäre liegt, vorhanden ist. Trennt man nun den Muskelbauch des M. poplitaeus von seiner ganzen Ursprungsstelle ab bis dahin, wo er in seine Sehnen übergeht und mit der Capsel verwebt ist, so bemerkt man, dass zwar bei der Streckung dieselbe Festigkeit vorhanden ist, dass sie aber im gebeugten Zustande fast vollkommen am äussern Condylus verloren gegangen ist, und dass man alsdann dieselbe wieder affectuiren kann, wenn man den Muskel in der Richtung seiner Faserzüge anspannt. Eben so findet man nach Durchschneidung beider seitlichen Bänder mit Erhaltung der Insertionen des Muskels die seitliche Festigkeit am innern Condylus bei der Beugung und Streckung vernichtet, am äussern Condylus jedoch nur in gestreckter Lage.

Der Musculus poplitaeus gibt hiernach in gebeugter Stellung dem äussern Condylus die Festigkeit, welche ihm in gestreckter Lage durch das seitliche Band gewährt wird. Diese Ansicht findet darin noch eine wesentliche Unterstützung, dass derselbe bei Thieren, deren Knie bei der Belastung in Winkelstellen verharrt, namentlich beim Pferde sehr stark entwickelt ist.

Das innere Seitenband ist eine künstlich begränzte Darstellung der fibrösen seitlichen Faserzüge der Capsel. 30. Inneres Seitenband.
Sind diese nämlich auch in der Richtung des Bandes durch ihre stärkere Entwickelung genau markirt, so ist die vordere und hintere Begrenzung dieses Bandes eine durch das anatomische Messer künstlich effectuirte und die untere willkürlich angenommen. Die vorderen Faserzüge dieses Bandes gehen unmittelbar und ohne Grenzen in Faserzüge über, welche nicht so stark sind und am obern Theile sich zur Kniescheibe begeben. Man hat diese als ein besonderes Band der Kniescheibe beschrieben. Der hintere Rand dagegen verbindet sich mit den eben so starken sehnigen Ausbreitungen der Mm. gastrognemius internus und semimembranosus. Die äussere Fläche dieses Bandes ist glatt und wird von einer Fascie bedeckt, die die Kniekappe von demselben scheidet und mit der sie durch lockeres Bindegewebe verbunden ist. Die innere Fläche bildet an ihrer Femoralinsertion sehnige Vorsprünge und hängt durch dichtes Bindegewebe mit der Synovialmembran, dem äussern Knorpelrande und dem Periost der

Tibia zusammen. An dem obern und hintern Theile findet sich zwischen ihm und der Tibia der nach der vordern Seite der Tibia verlaufende Theil der Sehne des M. semimembranosus, zwischen dem und dem Bande ein Schleimbeutel liegt. Das untere Ende desselben geht ohne wahrnehmbare Grenze in das Periost der Tibia, so dass sich die Fasern desselben noch bis in die Mitte denselben verfolgen lassen, über.

Seine Femoralinsertion liegt 10 Mm. unterhalb der Insertionsstelle der runden Sehne des M. adductor longus, so dass beide Insertionsstellen durch eine die Spitze des Condylus überkleidende Fascie getrennt bleiben. Sie liegt entfernter von der Gelenkfläche, als dieses bei der Femoralinsertion des äussern seitlichen Bandes der Fall ist. Auch bildet sie nicht wie jene eine dreieckige Fläche, sondern eine 12 — 15 Mm. lange Linie. Seine vordere künstliche Grenze steigt fast senkrecht herab und inserirt sich an dem obern Theil der vordern Kante der Tibia. Seine Länge beträgt 85 Mm., davon kommen auf den Femoraltheil 21, auf den Tibialtheil 51 und auf den Capseltheil 13 Mm. Der hintere Rand steigt von oben und vorn nach unten und hinten über die Insertion an dem Knorpel bis zur innern hintern Tuberosität der Tibia und verläuft alsdann bei seinem weitern Absteigen wieder etwas nach vorn. Es hat somit eine dreieckige Form; seine grösste Breite beträgt 33 Mm., an seinem untern Ende ist es 12 Mm. breit. Sein hinterer Rand bis zu seiner grössten Breite misst 45 Mm., von hier bis zu seinem untern Ende 70 Mm. Dieses geht ohne scharf markirte Grenze in den die vordere Fläche der Tibia überziehenden Theil des Periost's über. Der vordere Punkt der Femoralinsertion ist von der erhabensten Stelle der unter ihr liegenden Knorpelfläche 26 Mm., von der Mitte des Drehkopfes 30 Mm. und von dem hintern Theil desselben 26 Mm.; der hintere Insertionspunkt dagegen von dem ihm entsprechenden erstern Punkt 25 Mm., von dem zweiten 13 Mm. und vom dritten 10 Mm. entfernt. Es folgt hieraus, dass bei der Beugung unter einem rechten Winkel die vordern Faserbündel des Bandes sich stärker spannen, als bei der Streckung und dass ihre Spannung bei der Beugung unter einem spitzen Winkel wiederum der der Streckung gleich kommt, während an den hintern Fascikeln die Spannung mit der zunehmenden Beugung immer mehr abnimmt. Die Spannungsverhältnisse des innern seitlichen Bandes sind daher andere, als bei dem äussern. Bei diesem fand bei der Beugung eine durch die dreieckige Form der Femoralinsertion ermöglichte Drehung des Bandes um seine Axe statt. Bei dem innern Bande kann diese Bewegung wegen seiner bei der Streckung horizontalen linealen Femoralinsertion in dieser Weise nicht vorkommen. Bei der Beugung unter einem rechten Winkel wird der vordere Endpunkt seiner linealen Insertion, der bei der Streckung des Unterschenkels der vordere der horizontalen Linie ist, zum obern und die ganze Insertion steht senkrecht, der hintere Insertionspunkt wird zum untern. Es erhebt sich daher der vordere über den hintern und das vorher oben breite Band wird spitz. Es liegt nun bei der Streckung der vordere Insertionspunkt des Bandes der Berührungsfläche der Knorpel näher als der hintere, und die von diesem entspringenden Faserbündel sind daher mehr gespannt als jene, und hemmen die weitere Streckung. Bei der Beugung unter einem rechten Winkel findet das umgekehrte Verhältniss statt, die vordern Faserbündel sind gespannt, die hintern erschlafft. Wird der Unterschenkel nun unter einem spitzen Winkel gebeugt, so tritt der hintere Insertionspunkt des Bandes etwas vor den vordern, oder dieser hinter jenen, die hintern Faserzüge stülpen sich hierbei hinter die vordern ein, die vordern erhalten ihre frühere Spannung wieder, wie sie sie bei der Streckung haben und die Erschlaffung der hintern nimmt zu: Hierdurch ist das Band bei der Beugung unter einem spitzen Winkel am meisten erschlafft.

Ein Moment wirkt sodann noch zur grössern Spannung bei der Beugung. Es ist dieses die grössere Breite des Gelenkendes des Femurs an seinen Drehköpfen, als an seinen Gehflächen. Hier ist es 70 Mm., dort 77 Mm. breit. Treten daher die Drehköpfe zwischen die seitlichen Bänder, so müssen dieselben seitlich gedehnt werden. Auf das äussere Seitenband kann dieser Moment nicht so influenciren, wie auf das innere, da jenes entfernter von dem Gelenke liegt, als dieses.

Die eigenthümliche spitze Form des Bandes bei der Beugung unter einem rechten Winkel gestattet eine Torsion desselben bei der Rotation, und die Erschlaffung desselben bei der Beugung unter einem spitzen Winkel gestattet dieser Excursion eine grössere Ausdehnung.

31. Verhältniss der Bänder zu einzelnen Knochentheilen.

Ueberblicken wir endlich noch die Insertionsverhältnisse der verschiedenen Bänder zu einzelnen Knochentheilen.

Bänder des innern Condylus des Oberschenkels.

An den **innern Condylus** des Oberschenkels inserirt sich äusserlich das äussere Seitenband und innen das mittlere und hinterste gekreuzte Band.

Bei einem geraden Durchmesser von 68 Mm. dieses Gelenkkopfes liegt die Insertion des seitlichen Bandes 45 Mm. hinter dem vordern und 23 Mm. vor dem hintern Ende, also an der Grenze des mittlern und hintern Drittheils. Die Mitte der Insertion des mittlern gekreuzten Bandes von erstem Punkte 40 Mm., von letzterem 28, also weiter nach vorn, als das seitliche Band. Die Mitte der Insertion des hintersten gekreuzten Bandes ist 48 Mm. von ersterem und 20 Mm. von letzterem Punkte entfernt. Sie fällt also beinahe mit der Insertion des seitlichen Bandes zusammen.

In Bezug auf die Entfernung von der untern Seite ist die Insertion des seitlichen Bandes am entferntesten von dem senkrecht unter ihr liegenden Theil der Convexität. Die Entfernung beträgt hier 32 Mm. Am wenigsten ist es das mittlere gekreuzte Band, 22 Mm. Zwischen beiden liegt das hintere 25 Mm.

Eine Analogie findet sich endlich in den Insertionslinien dieser Bänder. Bei gestreckter Lage bilden alle drei Insertionen horizontale Linien, welche sich bei der Beugung unter einem rechten Winkel in senkrechte verwandeln, bei spitzer Winkelbeugung in schräger Richtung verlaufen.

Die Bänder wirken daher vorzugsweise auf den hintern Theil des Gelenkkopfes und bilden für denselben Haltungsbänder bei der Axendrehung, während sie für den vordern Theil eine verschiedene Wirkung haben. Einmal verhütet das seitliche Band eine weitere Streckung, sodann das mittlere gekreuzte Band eine Verschiebung nach vorn, das hintere eine Verschiebung zur Seite nach innen.

Bänder des äussern Condylus des Oberschenkels.

An den äussern Condylus inserirt sich auf der innern Seite das vordere gekreuzte Band, äusserlich das äussere Seitenband und die nach der oben gegebenen

Darstellung als Band functionirende Sehne des M. popliteus, welche durch jenen Muskelbauch einer Verkürzung fähig ist.

Bei einer Länge des äussern Condylus von 70 Mm. ist die Mitte der Femoralinsertion des vordern Kreuzbandes 49 Mm. hinter dem vordern, 21 Mm. vor dem hintern und 21 Mm. oberhalb der untern Grenze dieses Knochentheils. Seine Femoralinsertion entspricht daher ungefähr jener des hintern gekreuzten Bandes in Bezug auf die Entfernung von vorn nach hinten. Der Mittelpunkt seiner Insertion ist der Drehpunkt des äussern Drehkopfes, indem er die Mitte des Kreises ist, den jener bildet.

Die Insertion des seitlichen Bandes ist von vorn auch 49 Mm., von hinten 21 Mm. entfernt. Sie liegt also in gleicher senkrechter Fläche mit dem vordern gekreuzten Bande, allein die Entfernung von unten ist grösser, sie beträgt 28 Mm.

Die Insertion der Sehne des M. poplitaeus endlich liegt 19 Mm. von hinten, 51 Mm. von vorn und 17 Mm. von unten entfernt. Seine Insertion ist daher unter allen Befestigungsmitteln der untern Gelenkfläche am nächsten gestellt.

Es folgt hieraus, dass die Insertion keines Bandes in vollkommener Symmetrie mit einem andern zu dem entsprechenden Condylus befestigt ist.

Insertionsverhältnisse der Bänder an der Tibia.

Eine gleiche Asymmetrie zeigen die Tibialinsertionen. Das mittlere gekreuzte Band entspringt vom hintern Rande der obern Fläche der Tibia und liegt fast in der Mitte zwischen beiden seitlichen Hälften dieser Flächen, das vordere liegt dagegen mit seiner Insertion der äussern Hälfte näher und obwohl seine Mitte der Axe des Knochenkörpers der Tibia entspricht, so liegt dieselbe wegen der oben erwähnten excentrischen Stellung der obern Tibialfläche 10 Mm. vom vordern und 30 Mm. vom hintern Rande derselben entfernt. Ganz asymmetrisch liegen die Insertionen des hintersten gekreuzten Bandes und des M. poplitaeus. Eine gewisse Symmetrie zwischen vorderer und hinterer Hälfte der obern Fläche beobachtet das innere seitliche Band, indem sein vorderer Rand 26 Mm. von der vordern und 25 Mm. von dem hintern Ende der entsprechenden Knorpelfläche entfernt ist. Das äussere dagegen liegt mit seiner Insertion dem hintern Ende seiner Knorpelfläche viel näher als das vordere. Von jener ist es 13, von dieser 30 Mm. entfernt.

Eine besondere Eigenthümlichkeit bieten sodann die Tibialinsertionen in so fern, als sie in verschiedenen Ebenen zur Berührungsebene der Knochen liegen. Die Femoralinsertionen lagen alle in über der Berührungsebene befindlichen Ebenen, diese dagegen liegen theils über, theils unter, theils selbst in der Berührungsebene. Unter der Berührungsebene liegt die Tibialinsertion des äussern seitlichen, des mittlern gekreuzten Bandes und des M. poplitaeus; in der Berührungsebene und über derselben die des hintern gekreuzten, des innern seitlichen und vordern gekreuzten Bandes. Der hintere Punkt der Insertion dieses liegt weit über der Berührungsebene. Das innere seitliche Band findet seine nächste Tibialinsertion an dem Knorpel und Knochenrand.

IV. Die Gelenkcapsel.

Gelenkcapsel. Man sagt im allgemeinen, dass die Capsel von keinem Einfluss auf die Beschränkung der Bewegungen im Kniegelenk sei. Wenn man unter derselben nur die Synovialmembran versteht, so mag dies bei normaler Beschaffenheit des Gelenkes wahr sein. Allein bei der Form und Lageveränderung, welche die Synovialmembran bei verschiedenen Stellungen des Unterschenkels eingeht, ist leicht abzusehen, dass ein Prozess, welcher diese unmöglich macht, auch die Bewegungen der Knochen zu einander hemmen muss. Betrachtet man dagegen die Synovialmembran im Zusammenhang mit den an einzelnen Stellen so innig mit ihr verschmolzenen Verstärkungsfasern, Ausbreitungen von Sehnen etc., so reicht eine einfache anatomische Betrachtung hin, um einzusehen, dass sie auch im normalen Zustand nicht ohne Einfluss auf die Hemmungen der Bewegungen des Kniegelenks ist.

32. Centraler Theil der Gelenkcapsel. Man kann zunächst den Theil der Synovialmembran, welcher die Ober- und Unterschenkelenden überzieht, von dem, welcher die Wandungen der diese umschliessenden Höhle überkleidet, unterscheiden. — Die Ueberkleidung der obern Fläche der Tibia betrifft nicht die ganze Fläche. Ausser den Gelenkflächen derselben wird die Insertion des vordern gekreuzten Bandes, auf dem sich ein kleines Fettpolster findet, sowie die Seitenwände der gekreuzten Bänder davon überzogen. Der nicht überknorpelte Theil der obern Fläche, welcher vor der Tibialinsertion dieses Bandes und als sich verschmälernde Streifen vor den überknorpelten

Flächen liegt, bekommt keinen Synovialüberzug, da auf dieser Stelle das weiter unten beschriebene subsynoviale Fettpolster beginnt. Auch an der vordern Seite der überknorpelten Fläche beginnt die Synovialmembran sich von der Kante an umzuschlagen, während sie seitlich 2 — 4 Mm. herabsteigt, ehe sie in den peripherischen Theil übergeht. Nur da, wo am hintern Theil der äussern Knorpelfläche die Sehne des m. poplitaeus herauftritt, tritt sie an 15 Mm. herab und oft in den unterhalb dieser Stelle befindlichen Schleimbeutel ein, durch den alsdann das Kniegelenk zuweilen mit dem Tibiafibulargelenk communicirt. — Der Ueberzug der Gelenkfläche des Femurs dehnt sich nicht allein über die ganze Knorpelfläche und die mit Fett überpolsterten Insertionen der gekreuzten Bänder aus, sondern ein nicht unbeträchtlicher, nicht überknorpelter Knochentheil an der vordern Seite der Gelenkfläche hat einen Synovialüberzug. Am hintern Ende der Knorpelflächen nämlich entspringt die Synovialmembran dicht vor dem Knorpelrande. Allein schon da, wo der Gelenkkopf am breitesten ist, wo die Drehflächen in die Gehflächen übergehen, liegen schon 2 Mm. Knochentheile in der Capsel. Je weiter man nun das Abtreten der Synovialmembran vom Knochen weiter nach oben und vorn verfolgt, desto mehr entfernt sich die Ursprungslinie des peripherischen Theils der Capsel vom Knorpelrande und zwar findet dieses am innern Knorpelrande weiter statt als am äussern. An der Mitte der Rolle beträgt die Entfernung 20 Mm. von jenem und nur 14 Mm. von diesem. Ueber der Rolle ist die Capsel noch 25 Mm. an dem Knochen festgeheftet. Diese Entfernungen sind bei der Streckung gemessen; bei gebeugtem Gliede liegen sie dem Knorpelrande näher. Dieser den Knochen bekleidende Theil der Capsel ist nun nicht blosse Synovialmembran, sondern durch untergelegtes Bindegewebe bedeutend verdickt. Die Anheftung an das Periost ist so locker und verschiebbar, dass sie sich von dem unterliegenden Periost leicht trennen lässt. Seitlich ist das Periost und Synovialmembran verbindende Bindegewebe fast vollkommen fett-

Fettpolster der Depressio supratrochlearis.

los, über der Rolle dagegen, auf der Depressio supratrochlearis, findet sich ein bedeutendes Fettpolster, welches der hier bei der Streckung ruhenden Kniescheibe zur Unterlage dient. Sie bilden zwei in die Gelenkhöhle vortretende Fettfalten, welche von einander getrennt den obern Rand der Rolle bekleiden, ihm jedoch nicht dicht anliegen, sondern durch einen 10 Mm. breiten Sulcus davon getrennt sind. Sie sind in dem zur Norm dienenden Gelenke je 10 Mm. hoch und breit. Die äussern 25 Mm., die innern 20 Mm. lang. Diese verschiedene Länge und ihre Configuration entspricht der in gestreckter Lage auf ihr ruhenden innern Fläche der Kniescheibe. In dem Sulcus zwischen Fettfalte und Knorpelrande ruht die Querleiste, in dem Sulcus zwischen Beiden die Längsleiste zwischen beiden grossen Facetten; auf der längern Fettfalte ruht die breitere, auf der kürzern die schmälere grosse Facette. Da wo die Capsel von dem Knochen abtritt, zeigen sich viele Längsfalten, welche sich vorzugsweise um die Seitenbänder concentriren und Duplicaturen darstellen, welche sich bei der Beugung entfalten.

33. Peripherischer Theil der Gelenkcapsel.

Der peripherische Theil der Capsel hat an verschiedenen Stellen eine verschiedene Menge Fett unter sich abgelagert, welches der innern Oberfläche der Höhle eine gleichmässige glatte Beschaffenheit giebt, und wo ein freier Raum bleibt und Druck oder Reibung statt findet, sich in Gestalt von Falten in die Capsel erhebt.

Von den untern äussern Enden der in der Depressio supratrochlearis befindlichen Fettpolster ziehen sich solche

Fettablagerungen zum peripherischen Theil als Fettkranz um die Kniescheibe herum wohl in der Breite von 8 Mm. Dicht an der Kniescheibe bilden sie seitliche, durch einen Sulcus von der Kniescheibe geschiedene Falten, welche beim Beugen und Strecken die Kanten der Rolle bestreichen. An der der Kniescheibe zugekehrten Seite sind dieselben am dicksten. Gegen die entgegengesetzte Seite verdünnen sie sich allmählig.

Kranzförmiges Kniescheibenfettpolster.

Unterhalb der Kniescheibe gehen sie in die stärkste subseröse Fettablagerung der Capsel über. Es dehnt sich dieses Fettpolster von der Kniescheibe bis zu dem horizontalen nicht überknorpelten Theil der Tibia und dem zwischen der vordern Fläche derselben und dem Kniescheibenbande gelegenen Schleimbeutel von oben nach unten aus. In der Mitte hat dieses Fettpolster die Dicke der Kniescheibe, seitlich wird es allmählig dünner und dehnt sich bis zur Breite der Condylen des Oberschenkels aus. Nach vorn liegt es unter dem Kniescheibenband und den fibrösen Faserzügen der Kniekappe. Nach innen ragt es als zwei rhomboidale Fettpolster, die sich in der Mitte mit einer Seite unter einem nach oben offenen Winkel vereinigen, in die Gelenkhöhle hinein. Auch in der Mitte sind diese Fettpolster am dicksten, nach aussen flachen sie sich ab. Sie umgeben den untern Rand der Kniescheibe und ihre obern seitlichen Winkel gehen in den seitlichen Fettring der Kniescheibe über. An dem uns vorliegenden Gelenke war das äussere 33 Mm. hoch, 22 Mm. breit. Der untere Rand des äussern Polsters ist durch eine tiefe Furche von dem vordern Theil des halbmondförmigen Knorpels getrennt, der des innern geht in einen Faserzug des vordern Endes des hier schon dünnen Knorpels über. In diesem Fettpolster verläuft das beide halbmondförmige Knorpel vorn verbindende Band.

Fettpolster zwischen Kniescheibe u. Tibia Ligamenta alaria.

Ligamentum mucosum.

Von dem untern Winkel der Vereinigungsstelle dieser rhomboidalen Polster entspringt in dreieckiger Form, die jedoch bald platt und unregelmässig wird, ein Band, das durch die Gelenkhöhle zur äussern Seite des vordern Endes der Fossa intercondyloidea verläuft und sich hier in gerader Richtung von vorn nach hinten inserirt. Es war in dem gegebenen Gelenk 29 Mm. lang, seine Insertionsstelle mass 14 Mm. Man hat es Ligamentum mucosum, Schleimband genannt. Es ist dies eine ebenso unpassende Benennung, wie der Name Flügelbänder für die in das Gelenk hineinragenden Fettpolster.

Diese Fettfalten sind dem Gelenke zunächst feinmaschig; je entfernter davon, desto grobmaschiger werden sie. Bei gestreckter Lage bedecken sie mit ihrem obern Theile die Rolle, ihr unterer Theil ist zwischen dem untern Theil derselben und dem nicht überknorpelten Theile der obern Fläche der Tibia gelagert und füllt diesen Theil so vollkommen aus, dass er eine Art Polster bildet. Bei der Beugung gleiten die Fettfalten über die Rolle und Gelenkflächen der Condylen nach hinten und lagern sich beim Einsinken der Kniescheibe in die Fossa intercondyloidea zwischen diese und die Tibia. Das sog. Schleimband scheint der Regulator dieser Bewegungen der Fettpolster auf dem Knorpelüberzuge zu sein, indem es bei der Streckung durch seinen Verlauf von hinten nach vorn den untern Theil der Fettfalten nach vorn, bei der Beugung aber durch seinen Verlauf von vorn nach hinten denselben in dieser Richtung fixirt.

Diese Fettpolster bestreichen daher bei allen Bewegungen die Gelenkoberflächen des Oberschenkels, ehe dieselben mit den Kniescheiben oder Unterschenkelgelenkflächen in Berührung kommen. Sie dienen daher wohl dazu, um dieselbe zu reinigen und mit Synovia zu befeuchten, analog wie die Augenlider den Bulbus beim Blinzen bürsten. Man hat nicht nöthig, wie es geschehen ist, dieselben als Ventile anzusehen, welche die Gelenke der Kniescheibe von denen der Gelenkfläche der Unterschenkel trennt. Es existirt in dem Kniegelenk nirgends wie in allen übrigen Gelenken ein freier Raum, überall liegt Fläche an Fläche. Man kann sie daher auch als Ausfüllungspolster ansehen.

Bemerken will ich hier noch, dass dieses sog. Ligamentum mucosum wohl ein Rudiment jenes Septums ist, welches bei den Haussäugethieren die Gelenkhöhle der Kniescheibe von denen der Condylen trennt.

V. Die Weichtheile des Kniegelenks.

Die Weichtheile, welche das Kniegelenk umgeben, kann man der leichtern Uebersicht wegen in diejenigen eintheilen, welche vorn und seitlich desselben, und die, welche hinter demselben liegen. Letztere, welche im Grunde der Kniekehle liegen, haben wir theilweise schon oben betrachten müssen. Erstere bilden die Kniekappe, deren Ausdehnung wir im Gegensatz zu andern Anatomen vergrössern, indem wir die Grenze derselben an die Kanten der die Kniekehle auf der äussern und innern Seite begränzenden Muskeln setzen und diese, um den Mechanismus der Kniekappe klarer aufzufassen noch in das Gebiet derselben ziehen.

34\. Die durch die Ablagerung der Weichtheile bedingte Formveränderung.

Da die Weichtheile, welche das Knie umgeben, meistentheils dünn sind, so wirken sie nicht sehr wesentlich auf die durch die Knochenform gegebene Configuration des Gelenkes ein. Ausser dem Kniescheibenbande, welches sich von der Spitze der Kniescheibe zur Tuberosität der Tibia begiebt und daher einen Theil der Knochenenden überdacht, maskiren die Weichtheile der Kniekehle die Knochenformen so, dass man die Umrisse derselben hier nicht erkennen kann, während man an den Seiten und vorn, so weit es die angegebene Ueberdachung zulässt, die Conturen der Gelenkflächen mit Genauigkeit bestimmen kann.

Durch die angegebene Anlage der Weichtheile nimmt an dem Kniegelenk die den Gliedern eigenthümliche Cylinderform eine dreikantige oder dreiseitige Gestalt an, von denen eine Seite hinten, die beiden andern nach vorn und aussen, und deren eine Kante gerade nach vorn, die beiden andern nach hinten, eine nach innen, die andere nach aussen liegt. Bei der Beugung bleibt diese Form für den untern, dem Unterschenkel angehörigen Theil des Gelenkes bestehen, während der obere Theil durch Einstülpung des Gelenkendes des Oberschenkels in die Kniekappe kugelig wird. Die bei der Beugung mögliche Rotation des Unterschenkels wirkt nicht auf die Form des Gelenkes, sondern nur auf die Richtung der Flächen des dreikantigen Unterschenkeltheils.

35. Gränze des Kniegelenkes.

Es ist von chirurgischer Wichtigkeit, die Grenze des Kniegelenks äusserlich genau zu bestimmen. Die chirurgischen Anatomen haben dieselbe sehr verschieden bestimmt, allein keine Angabe ist praktisch brauchbar. So giebt Petrequin (Uebersetzung der chir. Anat. Pag. 461) und Hyrtl (chirurgische Anatomie Pag. 366) die obere Grenze zwei Fingerbreit über der Kniescheibe, die untere an der Schienbeinstachel an. Allein die Lage der Kniescheibe ist ja veränderlich und wie wir oben gesehen haben, ändert sich die Gestalt der Capsel nach der Lage derselben. Es entsteht daher die Frage, an welchen Punkten der Knochenenden man noch operiren kann, ohne das Gelenk zu öffnen. An der hintern Seite desselben kommt die Frage nicht in Betracht, da man von hier aus die Knochen nicht angreift, an der vordern Seite dagegen ist sie von Wichtigkeit. — Die obere Grenze liegt nicht in einer Ebene. Für den vordern Theil giebt die Breite der Kniescheibe oder der Rolle die Bestimmung ab, so dass man, wenn erstere auf dem höchsten Punkte steht, nie tiefer als drei Querfinger breit über ihr einschneidet, wenn sie auf der Rolle steht, also bei jedem Grade der

Beugung, muss man diese Entfernung vom obern Rande der Rolle festhalten. An den Condylen kann man viel tiefer eingreifen. Man braucht sich hier nicht zu scheuen, den Gelenkflächen bis auf eine Querfingerbreite nahe zu gehen. Man kann den Rand der Gelenkflächen der Condylen bei einiger Uebung leicht fühlen und ich habe in einem Falle eine Gefässgeschwulst vom Periost des äussern Condylus weggenommen, in mehreren Fällen den innern Condylus angegriffen und bin dabei den Rändern bis zu dem gegebenen Maasse nahe gekommen. — Die von den genannten Anatomen angegebene untere Grenze ist von dem Gelenke zu weit abgerückt und es kommen Krankheiten der Tibia ziemlich häufig vor, wo man über der Insertionsstelle des Kniescheibenbandes den Knochen angreifen muss, wie ich es wiederholt gethan habe. Will man hier eine Grenzlinie haben, so kann man eine Ebene von der Spitze des Köpfchens der Fibula durch die Epiphyse der Tibia legen und man wird sicher sein, unterhalb derselben die Capsel nicht zu eröffnen.

Wir gehen nun zu der Betrachtung der Weichgebilde im Einzelnen über. Die äusserere Haut, allgemeine und specielle Fascie bieten das gemeinschaftlich eigenthümliche, dass sie auf der Seite der Kniekappe einer bei weitem grösseren Ausdehnung fähig ist, als auf der Beugeseite.

36. Aeussere Haut. Die äussere Haut des Knies ist in sofern von der des übrigen Beines verschieden, als sie vorn weniger, hinten gar nicht behaart ist. Sie ist vorn derber, ihre Epidermis oft verdickt, hinten sehr zart, fein und empfindlicher. In gestreckter Lage ist sie vorn schlaff, hinten gespannt, umgekehrt ist das Verhältniss bei der Beugung. Ist die oberflächliche Fascie sehr an Fett reich, so behält sie auch vorn bei der Streckung ihre Elasticität. Schwindet

dasselbe jedoch, wie es bei rascher Abmagerung wohlbeleibter Personen und im Alter der Fall ist, so wird sie schlaff und runzelig.

Aehnlich wie die äussere Haut ist die allgemeine Fascie in der Kniekehle zarter und dünner und nimmt hier gar kein oder nur Spuren von Fett auf, so dass die äussere Haut fast in unmittelbarem Contact mit der eigenen Fascie der Kniekehle zu stehen scheint. Dagegen ist sie auf der vordern Seite viel dicker und nimmt oft bedeutende Fettmassen zwischen ihren Blättern auf. Aber auch hier ist sie nicht überall gleich dick, sondern da am stärksten, wo Theile gegen den bei der Beugung stattfindenden Druck auf die Kniekappe zu schützen sind. Während sie daher dünner und fast fettlos auf der Kniescheibe ist, wird diese von einem ziemlich bedeutenden kranzartigen Fettpolster umgeben, wodurch deren Rand geschützt wird. Auch auf dem äussern Condylus ist sie dünner, als auf dem innern, theils, weil dieser stärker als jener ist, theils weil hier der Nerv und die Vena saphena verläuft, welche durch die Dicke an dieser Stelle bei der Beugung gegen Druck geschützt werden. Man kann diesen Theil der allgemeinen Fascie von dem Rande der Kniescheibe bis zur Durchbohrungsstelle dieser Vene in zwei Blätter spalten, zwischen denen Nerv und Arterie eingelagert sind. 37. Allgemeine Fascie.

Während äussere Haut und allgemeine Fascie eine zwar elastische aber mehr schlaffe Umhüllung des Kniegelenks sind, bildet die eigene Fascie des Kniegelenks eine zwar dünnere aber straffere Hülle, welche bei ihrer grösseren Dichtigkeit mehr geeignet ist durch ihren Spannungszustand auf die Configuration der das Knie umgebenden Weichtheile und daher auf die Form des ganzen 38. Eigene Fascie.

Knie's einzuwirken. Sie zeigt deutliche glänzende verschieden dicht stehende Quer- und Längs-Faserzüge. welche das Knie nach verschiedenen Richtungen umgeben. Erstere umgehen die Muskelbäuche des Oberschenkels und der Kniekehle gürtelförmig, letztere vorzugsweise an der äussern Seite entwickelt, sind das Ende des Ligamentums iliotibiale, welches sich an das Ende einer von der Spina tibiae nach oben und aussen aufwärtssteigenden Leiste, einer äussern Spina tibiae befestigt. Von diesem untern Ende, welches nur Längsfaserzüge zeigt, lässt sich die darauf liegende Schicht in Kreisfaserzügen bis in die Höhe der Mitte der Kniescheibe als ein besonderes Blatt abpräpariren. Der die Kniescheibe und das Kniescheibenband umhüllende Theil kommt in Längsfaserzügen von beiden Seiten herab, welche über diesen Theilen Bögen bilden, die das Vorspringen derselben verhüten. — Die eigene Fascie hängt mit der allgemeinen Fascie durch ein kurzfaseriges Bindegewebe gleichmässig zusammen, so dass sie, mit Ausnahme der Stellen, wo sich die gleich zu erwähnenden Schleimbeutel befinden, in innigem, jedoch leicht trennbarem Zusammenhange mit ihr steht. Ihr Verhältniss zu den unter ihr liegenden Weichtheilen ist jedoch ein verschiedenes. Mit den Muskelfascikeln und deren Scheiden, mit den Ligamentis intermusc. ist sie nur mässig fest verbunden, lockerer liegt sie auf der Kniescheibe, dem Kniescheibenbande, der Sehne des M. rectus femoris und der Kniekehle. Ja es findet sich an letzten beiden Stellen unter ihr ein reiches Fettpolster. An den Seitentheilen neben der Kniescheibe ist das Verhältniss ein anderes. An den Seitenbändern und unten liegt sie zwar auch nur locker mit den tendinösen Ausbreitungen der Muskeln auf, zu beiden Seiten der Mitte der Kniescheibe ist sie dagegen so innig mit diesen sehnigen Ausbreitungen verbunden, dass starke Faserzüge von ihr zu diesen und von diesen zu ihr gehen, so dass man sie nicht trennen kann, ohne dieselben zu durchschneiden, und durch diese innige Verbindung die sich contrahirenden Strecker auf ihre Configuration einwirken müssen. Ihr unteres Ende geht in die eigene Fascie des Unterschenkels über, an ihrer innern Seite treten die die innere Kante der Kniekehle begrenzenden Muskeln, da wo deren Sehnen die innere Kante der Tibia erreichen, in ein eigenthümliches Verhältniss zu ihr. Sie hüllt diese Muskeln durch Blätter, welche sie in die Tiefe sendet, ein, so dass alsdann die Sehnen derselben in der Nähe ihrer Insertion zwischen den Blättern der Fascie verlaufen.

Sowohl ausserhalb wie unter der eigenen Fascie befinden sich an dem Knie Schleimbeutel, welche diejenigen Stellen einnehmen, wo die Haut entweder einer bedeutendern Ausdehnung bei den Bewegungen ausgesetzt ist oder Theile (Sehnen) sich verschieben. Im ersteren Falle liegen sie ausserhalb der Fascie, sie sind subcutan, im letztern unter derselben, sie sind subfascial. Da diese Verhältnisse sich vorzugsweise an der Streckseite des Knies vorfinden, so ist ihre Zahl auch hier bedeutender. An der Beugeseite befinden sich nur in der Tiefe zwei solcher Schleimbeutel. Zu den subcutanen gehört als der grösste der, welcher auf der Kniescheibe liegt. Er ist häufig in mehre Abtheilungen getheilt oder zeigt Brücken und Stränge, welche von der hintern Wand zur vorderen gehen. Auch blinde Anhänge findet man in demselben nicht selten. Ausser ihm habe ich subcutane Schleimbeutel auf der Spina tibiae, dem Köpfchen der Fibula, auch einmal an der obern vorspringenden Ecke der Kniescheibe gefunden. Subfasciale Schleimbeutel finden sich an der Streckseite auf der innern Kante der Tibia, wo die Sehnen der Mm. semitendinosus und gracilis sich

39. Schleimbeutel.

reiben, an der Beugeseite zwischen den Sehnen des Mm. vastus internus und semimembranosus, des M. biceps und unter der des M. poplitaeus und an mehren andern Stellen, welche wir bei den betreffenden Muskeln besprechen wollen.

40. Muskeln des Kniegelenks. Wir gehen sodann zu den Muskeln über, welche das Kniegelenk umlagern. Man kann dieselben nach ihrer Wirkung betrachten, allein da diese von ihrer anatomischen Lagerung, von der Richtung ihrer Faserzüge und endlich von ihrer Insertion abhängt, so halten wir es für zweckmässiger, dieselben zunächst in diesen Beziehungen zu betrachten und erst alsdann hiernach ihre Wirkung zu demonstriren.

Die Muskeln, welche das Knie umgeben, haben einen sehr verschiedenen Ursprung und Insertion. Sie verlaufen vom Becken zum Unterschenkel (der lange Kopf des M. biceps, die Mm. semimembranosus, semitendinosus, gracilis, sartorius und rectus femoris); vom Oberschenkel zum Unterschenkel (Mm. cruralis, vastus ex- und internus, und der kurze Kopf des M. biceps), vom Oberschenkel zum Calcaneus verläuft der M. plantaris und endlich giebt es Muskeln, deren Verlauf wir aus unten anzugebenden Gründen als solche betrachten müssen, welche vom Unterschenkel entspringen und zum Oberschenkel gehen (Mm. gastrocnemii und der M. poplitaeus).

In Bezug auf die Lagerung der Muskeln müssen wir diejenigen unterscheiden, welche auf der Streckseite liegen (Mm. rectus, cruralis, vastus ex- und internus und subcruralis), ferner diejenigen, welche in der Kniekehle liegen (Mm. gastrocnemii, semimembranosus und poplitaeus), und endlich diejenigen, welche an den Kniekehlenkanten liegen (an der innern Mm. semitendinosus, gracilis und sartorius, an der äussern M. biceps).

Die Kniekantenmuskeln wirken zwar beugend und drehend auf den Unterschenkel, aber auch gleichzeitig spannend auf die Kniekappe, wie wir bei dem Mechanismus derselben weiter erläutern werden.

a. Mm. vasti, rectus und cruralis.

Die Vereinigung der beiden Mm. vasti mit der gemeinschaftlichen Sehne der Mm. rectus femoris und cruralis findet der Art statt, dass sie von beiden Seiten mit ihren schräg von aussen nach innen und von oben nach unten verlaufenden Faserzügen an die Seitenränder dieser Sehne eingreifen und nur die untersten Enden ihrer Insertionen mit dieser Sehne die obere äussere Fläche der Kniescheibe erreicht, an welche sich die genannte gemeinschaftliche Sehne inserirt. Aus dieser Insertion und der Richtung ihrer Faserzüge geht hervor, dass sie vorzugsweise seitlich auf die Sehne einwirken und in gestreckter Lage das weitere Vortreten dieser Sehne vor dem Knochen verhüten. Da sie indessen mit der Fascia lata fest verbunden sind, welche die Seitentheile bedeckt, und da einzelne Faserzüge sich über und neben die Kniescheibe hinüber zur Kniekappe bewegen, so greifen sie auch direct auf die Bewegung derselben ein. Den Mechanismus der Kniescheibe haben wir hinreichend erörtert, daher wir nur hier der Lageveränderungen des untern Endes des vierköpfigen Muskels Erwähnung thun müssen. Die innere Fläche der Sehne des M. rectus und cruralis ist in die vordere Wandung des Blindsacks der Capsel eingesenkt, so dass sie die vordere Wand desselben bildet. Sie liegt daher bei der Streckung über, bei der Beugung auf der Rolle, und die beiden vasti müssen dieser Bewegung folgen. Ihre untern Enden sind daher von oben nach unten verschiebbar und dieses Verhältniss wird dadurch ermöglicht, dass sie mit dem Periost durch ein dehnbares lockeres Bindegewebe und nicht innig vereint sind. Während sie daher bei der Streckung entfernt von den Gelenkflächen liegen, sind sie bei der Beugung denselben bis auf Fingerbreite genähert und die Enden ihrer Insertion überschreiten noch theilweise die Ränder der Rolle. Sie verschieben sich aber nicht allein von oben nach unten, sondern da bei der Beugung ein breiterer Theil des Knochens unter sie tritt, so werden sie in die Breite gedehnt und wirken daher bei der Streckung drückend auf den Kopf des Femurs. Sie begünstigen daher offenbar die schleifende Bewegung dieses auf der Tibia und sind Antagonisten der Mm. gastrocnemii, die, wie wir weiter unten zeigen werden, die ihnen entgegengesetzte Bewegung begünstigen. Es scheint die vorzugsweise stärkere Entwickelung des untern Endes des innern vastus, im Verhältniss zur grössern Stärke des innern Condylus, auf dieser Wirkung zu beruhen. Diese Configuration der vasti steht im Gegensatz zu der des rectus und cruralis, welche sich bei der Beugung dehnen und schmäler werden, während sie bei der Streckung sich verkürzen und verbreitern.

M. subcruralis. Der musculus subcruralis besteht aus schmalen, glatten, langen Muskelbündeln, die einzeln sich an den Blindsack der Capsel anlegen und deren tendinöse Ausbreitungen sich bis zu den Vereinigungsstellen der Fascie mit der Capsel neben der Kniescheibe verfolgen lassen. Sie wirken bei ihrer Contraction wesentlich auf die Configuration des Blindsacks der Capsel ein, indem sie es sind, welche, wenn der Unterschenkel aus der Beugung in Streckung übergeht, seine breite Gestalt in eine lange schlauchartige verwandeln.

b. Kniekantenmuskeln. Der Muskeln, welche an den Kanten der Kniekehle herablaufen, sind an der innern Seite drei, an der äussern Seite nur einer vorhanden. Dieser zeichnet sich jedoch nicht allein durch seine grössere Stärke aus, sondern er besitzt in Bezug auf einzelne seiner Kraftäusserungen noch eine Unterstützung in einer zwar nicht am Knie gelegenen, in seiner Sehne jedoch bis dahin reichenden Muskel, in dem M. tensor fasciae latae des Oberschenkels. Der M. biceps ist da, wo er die äussere Kante der Kniekehle erreicht, ein halbgefiederter Muskel. Die nämlich an ihrem Rande glatte Sehne nimmt an ihrer innern Seite die von der Linea aspera und dem äussern Ligamentum intermusculare bis zum äussern Condylus entspringenden schräg von innen nach aussen und von oben nach unten verlaufenden Faserbündel des kurzen Kopfes auf. Er liegt hier an der äussern sehnigen Seite des Musc. gastrocnemius an, und erreicht alsdann das Köpfchen des Wadenbeins. Die grösste Portion desselben setzt sich an dem obern hintern Theil des Köpfchens des Wadenbeins mit einer 18 Mm. langen und 9 Mm. breiten Insertion, hinter die Insertion des Lig. fibulo-femorale fest. Die äussern Faserzüge der Sehne dieses Muskels setzen sich jedoch nach vorn vor der Sehne über diesen Insertionspunkt zur Seite der Tibia hin fort; die innern hinter diesem Bande; beide bilden daher eine Art Scheide für das untere Ende dieses Bandes, wodurch dasselbe sich in derselben nach vorn und nach hinten bewegen kann. Die Insertionen der innerhalb und ausserhalb des Bandes verlaufenden Sehnenzüge des M. biceps inseriren sich an der äussern Seite der Tibia dicht unter der Gelenkfläche und der Zug des Muskels influenzirt daher ebenso wohl auf die Tibia, wie auf die Fibula. Durch diesen Bau ist der Gesammtbauch des langen und kurzen Kopfes bei der Streckung schmal und verbreitert sich bei der Beugung so, dass er eine äussere hohe Wand der Kniekehle bildet. Diese schrägen Faserzüge des kurzen Kopfes scheinen daher auch dazu zu dienen, die Annäherung der Sehne an den Knochen bei der Streckung

a. M. biceps.

zu reguliren. Der Muskel liegt in der eigenen Fascie des Oberschenkels und Knies, welche ihn einmal, mit einem Blatte umgiebt, während sie sich andererseits, d. i. mit ihrem innern Blatt um denselben herumschlägt. Da die Fascie auf diese Weise gleichzeitig mit dem Muskel von dem Knochen abgezogen wird, so wird der bei der Streckung vorn und seitlich an der Kniekappe gelegene Theil weiter nach hinten treten und der übrige Theil sich seitlich spannen.

Der starke bandartige Faserzug des Ligamentum ileotibiale liegt daher bei der Streckung vor der Tuberosität des äussern Condylus, bei der Beugung dagegen hinter demselben über dem Köpfchen der Fibula verlaufend und bildet durch seine Längencontraction und seinem Zusammenhang mit der unter ihr liegenden Capsel jene flache Delle, welche sich bei gebeugtem Unterschenkel über der Sehne des M. biceps und hinter dem Köpfchen des Wadenbeins zeigt. Da die Fascie der Kniekehle mit dem unter ihr liegenden Binde- und Fettgewebe innig zusammenhängt, so wird sie durch die vorspringenden Muskel in ihrer Mitte nicht mit vorgezogen und bildet daher eine zum Rande des Muskels tief stehende Grube. Da der lange Kopf dieses Muskels vom Tuber Ischii entspringt, so hat er einen fast geraden Verlauf von oben nach unten und nur wenig von innen nach aussen. Er ist daher vorzugsweise bei der Beugung des Unterschenkels oder bei der Fixation desselben, beim Strecken des Oberschenkels, beim Aufstehen thätig, während die Richtung der Faserzüge des kleinen Kopfes von innen nach aussen und von oben nach unten so angeordnet sind, dass sie mehr bei der Rotation des Unterschenkels wirken.

b. Mm. gracilis, semitendinosus und sartorius.

Der innern Kniekantenmuskeln giebt es drei, die Mm. sartorius, gracilis und semitendinosus. Man pflegt zu ihnen wohl auch den M. semimembranosus zu rechnen, weil er denselben dicht anliegt, und von dem untern Blatt der Fascia lata überzogen wird. Wir werden jedoch bei der Beschreibung seiner Tibialinsertion sehen, dass derselbe nicht zu dieser Muskelgruppe gerechnet werden kann, indem er nichts anderes mit ihr gemein hat, als dass er derselben benachbart ist.

Der musculus sartorius hat das besondere, dass er den innern Gelenkkopf umgeht, indem er vorn am Becken entspringt und sich vorn an das Schienbein inserirt. Von seinem Ursprunge von der Spina anterior superior ossis Ilii besitzt er eine aus dem tiefern Blatte des Fascia lata gebildete Scheide, in dessen vordere Wandung die am untern Ende entstehenden Sehnenbündel sich verweben und mit denselben kreuzen, so dass endlich die Sehne desselben die Faserzüge der Fascia lata des Unterschenkels verstärkt. Indem sie die innere Kante der Tibia überschreitet, läuft sie bis zur vordern Kante und inserirt sich unter der Spina der Tibia; ihre Ausstrahlungen gehen theils transversal, theils nach unten, theils aber auch nach oben in die Fascia lata des Unterschenkels über. Bis über den Condylus internus läuft er von aussen nach innen diagonal über den Unterschenkel hinweg, hier aber wendet er sich fast ganz hinter den Condylus internus des Oberschenkels und der innern Protuberanz der Tibia, bis er unter derselben die innere Kante überschreitet. Er müsste nothwendig, wenn er frei läge und sich contrahirte hier nach vorn rutschen, wenn er nicht daran durch den Condylus gehindert würde. So aber übt er bei gestreckter Stellung einen Druck auf die hintere und innere Seite des Condylus internus und presst denselben nach vorn und aussen gegen die fixirte Tibia. Er bildet alsdann gewissermasen einen Antagonisten des Ligamentums iliotibiale welches ihm gegenüber die Tibia streckt. Dieser Antagonismus ist um so mehr von Bedeutung, da der M. sartorius dicht vor und auf dem Tensor fasciae latae, also dem Spanner des Ligamentums iliotibiale entspringt, und die oberflächlichen Faserzüge dieses Bandes von seiner Insertionsstelle an die Tibia zur Insertion des Schneidermuskels ausstrahlt, so dass beide Muskeln das Bein, namentlich wenn es gebogen ist, in Form einer Schlinge umfasst. Die Sehne des Musculus sartorius ist da, wo sie die innere Kante der Tibia umgeht, 25 Mm. breit. Dicht an ihrem untern Rande verläuft die 5 Mm. breite Sehne des M. gracilis, dessen Muskelbauch von dem Körper des Schambeins dicht neben der Symphyse entspringt, und also den äussersten Adductor darstellt und parallel mit der äussern Fläche des Schenkels verläuft, Unter dieser verläuft die nur 3 Mm. dicke und sehr lange Sehne des M. semitendinosus, welcher neben dem langen Kopf des M. biceps und von ihm durch einen Schleimbeutel getrennt vom Tuber ischii entspringt und also einen entgegengesetzten Verlauf wie dieser, nämlich von aussen nach innen, nimmt. Die beiden letzten Sehnen inseriren sich unter der Spina tibiae an die vordere Kante. Da wo alle drei Sehnen die innere Kante der Tibia erreicht haben und auf der innern Fläche verlaufen, liegt ein 30 Mm. hoher Schleimbeutel dessen Boden von den bis hierher herablaufenden Faserzügen das Ligamentum laterale internum gebildet wird. Seine äussere Wand bildet die Fascia lata mit den in ihm verwebten Sehnenfasern des sartorius und denen ihnen angehefteten Sehnen der Mm. gracilis und semitendinosus. Diese Sehnen können sich durch diesen Schleimbeutel nach oben und unten verschieben. Diese drei Muskeln üben auf die innere Kante einen analogen Effect, wie der M. biceps auf die äussere. Gemeinschaftlich mit diesem beugen sie denselben bis zu dem spitzesten Winkel, sie fixiren ihn, wenn sich der Oberschenkelkopf auf der Gelenkfläche von hinten nach vorn bewegt, oder stellen den Unterschenkel gerade, wenn derselbe behufs bestimmter Bewegungen nach vorn geneigt ist, wie z. B. beim Aufstehen von einem Stuhle. Sie drehen ferner den Unterschenkel nach innen, wenn derselbe nach aussen rotirt ist. Haben sie ihren festen Punkt am Unterschenkel, so strecken sie das Becken, eine Bewegung die mit der Fixation der Unterschenkel gleichzeitig vorkommt. Durch ihre Verbindung mit der Kniekappe ziehen sie dieselbe an der innern Seite herab, wie dieses der M. biceps an der äussern thut und bilden daher die innere Wand der Kniekehle. Den aktiven Theil bilden hierbei die Sehnen der Mm. semitendinosus und gracilis, während der M. sartorius passiv nachfolgt. Legen sie sich wieder bei der Streckung an den Knochen an, so scheint dieses die Wirkung des M. sartorius vorzugsweise zu sein.

c. Muskeln der Kniekehle.

Die Muskeln der Kniekehle, oder jene welche an der hintern Seite des Gelenkes liegen, sind der M. semimembranosus, und die M. gastrocnemii sowie der schon oben beschriebene M. poplitaeus.

a. M. semimembranosus.

Der Musculus semimembranosus entspringt bekanntlich am Sitzknorren mit einer breiten Sehne, die bis zur Mitte des Oberschenkels herabreicht und breiter wird. Indem er gegen die innere Seite des Knies herabläuft, nimmt sein Fleisch von oben nach unten zu und endigt dicht über dem Knie mit einem starken Bausch, der wie abgeschnitten erscheint, aus dem die kurze, starke Sehne entspringt, die an dem erwähnten Knie 35 Mm. lang, 15 Mm. breit und 5 Mm. dick ist. Dicht an ihrer Insertion liegt sie mit der Insertion des M. gastrocnemius internus in einem gemeinschaftlichen Schleimbeutel, da beide Enden, wie wir weiter unten sehen werden sich gegen einander bewegen. Die Insertion dieser Sehne an den untern und innern Theil der Gelenkkapsel ist so complicirt, wie es sich wohl an keiner andern wieder findet. Entfernt man den angegebenen Schleimbeutel und die Sehnenscheide vollständig, so findet man, dass die Axe der Hauptsehne genau der Grenze der Berührungsflächen der Knochen entspricht, dass sie sich gerade in der Mitte der Capsel inserirt und man dieselbe zeltartig durch dieselbe aufheben kann. Hierbei kann man sodann vier schon in der Sehne markirte Faserzüge unterscheiden. Ein Bündel verläuft nach oben und gegen die äussere Seite des Gelenkes gegen die Insertion des M. gastrocnemius externus hin, es verbreitert sich, hat einen untern scharfen Rand, steht aber durch viele Faserbündel mit der Capsel längs seinem Verlauf in Verbindung. Es ist dieses das Ligamentum Monroi das zu dem äussern obern Kapseltheil geht. Ein zweites Bündel läuft fast senkrecht herab, breitet sich sehr aus, sein mittlerer Theil inserirt sich an die Tibia an eine rauhe Stelle, sein äusserer geht in die den M. poplitaeus deckende Fascia profunda cruris über, sein vorderer Theil geht in den hinteren Rand des untern Endes des innern seitlichen Bandes unmittelbar über. Ein drittes Bündel entfaltet sich ebenfalls zeltartig und geht zur Insertion des M. gastrocnemius internus und in den hintern Rand des obern Theils des innern seitlichen Bandes über, und scheint vorzugsweise dazu zu dienen, den bei der Beugung hinter den vorderen Rand sich stülpenden hintern Rand dieses Bandes wieder vorzuziehen. Das letzte oder Hauptfascikel bleibt allein rund und sehnig, es ist 6 Mm. breit, geht zum Rande der hintern Seite des Kopfes der Tibia läuft und 10 Mm. parallel mit demselben nach innen um denselben herum. Dieser Theil ist hier festgeheftet und liegt hinter dem Ligamentum laterale internum, von dem er durch einen Schleimbeutel getrennt ist. Dieser Theil der Sehne ist 50 Mm. lang und 7 Mm. breit. Der Schleimbeutel ist zuweilen sehr gross und kommunizirt hie und da mit dem Kniegelenk. Ich halte jedoch diese Communikation für zufällig und ohne physiologische Bedeutung. Dieser Muskel kann daher nur beugend auf den Unterschenkel einwirken, indem er gleichzeitig die Capsel abzieht. Er scheint für diese auch daher eine wesentlichere Bedeutnng zu haben, denn seine Beugewirkung wird durch die sich um ihn herumschlagende Sehne des M. gastrocnemius internus gehemmt.

Wir gehen nun zur Betrachtung der Mm. gastrocnemii s. gemelli über. Man betrachtet gewöhnlich diese Muskeln als vom Oberschenkel entspringend und zum Unterschenkel gehend, als Theile der die Achillessehne bewegenden Muskeln. Wir können diese Ansicht aus drei Gründen nicht theilen. Einmal sind die Muskeln an ihren untern Enden breit und fleischig, an den obern schmal und sehnig; ihre untere Insertion ist ein fixer Punkt, indem sie sich hier zwar auf Muskeln aber fast gerade in der Mitte eines Knochens inseriren, endlich liegen ihre Axen nicht in einer Ebene mit der der Achillessehne, sie würden daher unter einem Winkel auf dieselbe eingreifen. Alles dieses bestimmt uns diese Muskeln, als peripherisch-central verlaufende anzusehen, deren Fixationspunkt am Schienbein, deren Punctum mobile am Oberschenkel liegt. In dieser Richtung verlaufen sie wenigstens in Beziehung zum Knie. Beide Ursprünge haben eine ovale schuppenförmige Grundform, welche sich bis zur Mitte des Unterschenkels auf dem äussern sehnigen Theil des M. soleus erstreckt. Der Ursprung des äussern reicht bis zur Kante der Fibula und überdeckt noch die Peronealmuskeln, wäh-

β. Mm. gastrocnemii.

rend der innere die innere Kante der Tibia nicht erreicht, ihre innern Ränder liegen dicht an einander, und ihre Faserzüge kreuzen sich hier, daher sie Zwillingsmuskeln (gemelli) genannt. werden. Sie trennen sich 65 Mm. unter ihrer obern Insertion. Ihre hintere Flächen zeigen tendinöse Mitten, welche nach oben den Muskel von den äussern Seiten umgehen, so dass sie an der obern Insertion, der äussern nur auf der äussern Seite, der innern auf der äussern und innern sehnig, äusserlich fleischig sind. Hierdurch kehren sie eine sehnige Oberfläche den oben über sie hinüber gehenden Kniekehlenkantenmuskeln zu. Indem sie nach oben divergiren, bilden sie den untern spitzen Winkel der durch den divergirenden Verlauf der Mm. semitendinosus und biceps und deren seitliche stumpfe Winkel durch Kreuzung dieser mit jenen Muskeln zu Stande kommt. Diese Kniekehlenraute ist mit einem dicken Fettpolster ausgefüllt, das mit der sie deckenden Kniekehlenfascie zusammenhängt und durch welches die Kniekehlengefässe und Nerven verlaufen. Es hängt nach innen mit der Capsel und der tiefern Fascie des Unterschenkels durch kurzes nicht dehnbares Bindegewebe zusammen. Indem es daher bei der Beugung an der hintern Wand der Capsel haften bleibt, zieht es die Fascie und mit derselben die äussere Haut in die Grube hinein, welche durch Vorspringen der Kniekantenmuskeln entsteht und bildet hierdurch die Kniekehlengrube, die Fossa poplitaea. Bei der Streckung drängen die hintern Theile der Gelenkflächen des Femurs, die Drehköpfe das hier liegende Fettpolster und die Enden der Muskelbäuche des M. semimembranosus und der Mm. gastrocnemii nach hinten, wodurch die Kniekehle plan und endlich schwach convex wird. Der innere gastrocnemius inserirt sich längs dem obern Rande des innern Drehflügels, indem die seröse Capsel unmittelbar seiner innern Fläche schon von der grössten Prominenz dieses Gelenktheils fest anliegt und er breitet sich daher spitz fächerförmig über diesem Gelenktheil aus. Die Insertion hat eine fast dreieckige Gestalt, deren Breite an der Basis 10 Mm. und deren Höhe 25 Mm. beträgt. Seine äussern Faserzüge gehen in der Mitte in das Periost des Knochens scharfkantig über; gegen den innern Condylus setzt sich der stärkste Faserzug zum obern Theil des hintern Randes des innern seitlichen Bandes fort, und ist als wulstiger Rand bei der Beugung sichtbar, so dass diese eine unmittelbare Fortsetzung desselben sind; endlich in der Fossa intercondyloidea laufen einige Faserzüge quer durch dieselbe hindurch, andere verbinden sich mit dem obern Rande des sog. Monroischen Bandes. Da der genannte Gelenktheil, den innern Drehkopf nach hinten prominirt, so verläuft das Ende dieses Muskels nicht in gerader Ebene zu seiner Insertion, sondern bildet auf dem Drehkopf eine durch jene bedingte Erhabenheit und es ist daher leicht abzusehen, wie bei der Contraction des Muskels der Endpunkt desselben einen Druck auf diesen Kopf ausüben muss, der bei der Beweglichkeit desselben im Hüftgelenk denselben nach vorn drängt, so dass alsdann seine Axe eine gerade Linie bildet. — Kurz bevor der Muskel die Capsel erreicht, kreuzt er sich mit der Sehne des M. semimembranosus, indem jener der Mittellinie des Knies näher, dieser der innern Kniekehlenkante am nächsten liegt. Beide liegen hier, wie bereits bei dem M. semimembranosus bemerkt wurde, in einem gemeinschaftlichen Schleimbeutel, der 30 Mm. an der Sehne des M. gastrocnemius herabsteigt und den beiden darin liegenden Sehnen gestattet, sich gegen einander bei der Beugung und Streckung zu verschieben. Beide Muskeln stehen in nächster Beziehung zu den Formveränderungen der Capsel. Zieht man nämlich jede Sehne gesondert an, so kann man die

Beugung bis zum spitzen Winkel vollenden, zieht man jedoch beide zugleich an, so gelingt die Beugung nur bis zu 115°, indem beide gegen einander anstossen und gegenseitig die Wirkung auf Capsel und Knochen hemmen. Bringt man alsdann durch eine andere Gewalt eine weitere Beugung hervor, so sieht man, dass der innere Drehhügel der Capsel durch die Sehne des gastrocnemius abgezogen wird und sich faltet.

Der genannte Muskel beherrscht den bei weitem umfangreichern Theil der hintern Capsel des innern Condylus und dehnt durch seine Verbindung mit dem Monroischen Band seine Wirkung auf den äussern Theil aus. Der Muskel ist daher auch stärker, als der äussere.

Der M. gastrocnemius internus hat eine gemeinschaftliche Insertionsstelle mit der Ursprungsstelle des M. plantaris. Er ist fleischiger, als der innere und bildet mit jenem ein Dreieck, welches bei der gestreckten Lage des Unterschenkels auf der grössten Protuberanz des äussern Drehkopfs liegt, und dessen nach unten gestellte Basis 12 Mm. breit und 15 Mm. hoch ist. Die Sehne des M. gastrocnemius bildet den äussern Theil desselben, dessen Faserzüge in der Capsel nach der Tuberosität des äussern Condylus verlaufen, während die Insertion des M. plantaris auf dem Ende des Ligamentum Monroi aufsitzt und durch sehnige Fasern mit dem obern Rande des M. poplitaeus verbunden ist. Während daher der M. gastrocnemius externus den äussern Capseltheil nach unten bei der Beugung zieht, wirkt der M. poplitaeus spannend auf das Ligamentum Monroi und den obern Rand des M. poplitaeus ein.

Wir wiederholen hier noch einmal, um nicht missverstanden zu werden, dass wir die M. gastrocnemii als

Muskeln betrachten müssen, welche wenigstens in Bezug auf das Kniegelenk eine peripherisch-centrale Wirkung äussern, und dass sie daher, wenn wir darin irren sollten, ihnen einen Einfluss auf die Achillessehne abzusprechen, einen wechselnden Fixationspunkt haben. Bei gestrecktem Unterschenkel liegen ihre Insertionspunkte höher, bei gebeugtem tiefer. Im ersten Falle sind ihre zeltförmigen Insertionsstellen entfaltet, im letztern zusammengefaltet. Bei der Beugung des Oberschenkels üben sie einen Druck auf die Drehköpfe aus, wodurch der Gelenkkopf des Oberschenkels auf dem durch den M. semitendinosus fixirten Unterschenkel nach vorn gleitet. Sie wirken hierdurch antagonistisch dem Drucke der Kniescheibe. Während diese bei der Streckung den Oberschenkel auf der Gelenkfläche des durch das Kniescheibenband fixirten Unterschenkels nach hinten gleiten lässt, bewirken sie auf die angegebene Weise bei der Streckung das Gleiten des Oberschenkelkopfes nach vorn. Die Druckwirkung der Mm. gastrocnemii auf die Drehköpfe findet in der Gegenwart von Knochenscheiben bei mehren Thieren ihre Bestätigung. Ich habe desshalb das Kniegelenk von Lepus timidus untersucht, in dem eine grössere Excursion statt findet, als im menschlichen. Es kann nämlich nicht allein vollkommen gestreckt, sondern bis zum Parallelismus der Knochen gebeugt werden. Diese grössere Beugung wird mit dadurch erlangt, dass sich die Mm. gastrocnemii nicht dicht, sondern entfernter von dem hintern Rande des Gelenkes nach oben inseriren. Die Druckwirkung dieser Muskeln wäre daher aufgehoben, wenn sie nicht in der Gegend der hintern Köpfe runde, ziemlich grosse und hohe überknorpelte Knochenkörper enthielten, welche der Capsel eingebettet sind und daher wirkliche hintere Kniescheiben darstellen.

VI. Von den Steifungen und Bewegungen im Kniegelenk.

Wie wir schon oben angedeutet haben, sind die Bewegungen in den Gelenken der untern Extremitäten anderer Art, als in den obern, indem eines Theils nie eine Bewegung in einem Gelenke ohne eine gleichzeitige in einem oder mehren andern statt findet, andern Theils an den Bewegungen in einem Gelenke beide Knochen Theil nehmen. Wir müssen daher im Kniegelenk die Bewegungen des Unterschenkels gegen den Oberschenkel von denen dieses auf jenem unterscheiden. Die ersten Bewegung haben nur den Zweck der Gelenkfläche die Stellung zu geben, welche zur Ausführung der Bewegungen des Oberschenkels gefordert wird; diese dagegen führen Ortsveränderungen des Rumpfes herbei. — Die Bewegung der Tibia gegen den Femur findet gleichzeitig mit Bewegungen in dem Sprunggelenk statt. Die Bewegungen des Oberschenkels können nicht anders, als bei gleichzeitiger Bewegung im Hüftgelenk vor sich gehen. — Beide Knochen drehen sich um eine senkrechte und eine horizontale Fläche, sie strecken und beugen sich oder rotiren gegen einander. —

Bei dem gezwungenen Stehen ruht der Oberschenkelkopf so auf der obern Fläche der Tibia, dass die vordern Flächen dieser Knochen in einer fast senkrechten Ebene liegen, und die Drehköpfe des Oberschenkels hinten um 12 Mm. vor der hintern Fläche der Tibia prominiren. Der untere Theil der Rolle ruht auf dem vordern nicht überknorpelten Theil der obern Tibialfläche, indem das Fettpolster dazwischen gelagert ist. In diesem Falle fällt die Hauptbelastung auf diesen vordern Theil der obern Fläche der Tibia, welcher, wie oben erwähnt, der einzige horizontale Theil dieser Fläche bei aufrechter Stellung ist. Der Gelenkkopf des Oberschenkels ist gegen den Körper der Tibia nach innen gedreht, eine Drehung, welche mit der oben erwähnten Drehung der obern Fläche der Tibia gegen ihre Achse übereinstimmt. Die äussere Kante der Rolle steht alsdann fast senkrecht über der Spina tibiae, und die Eminentia mammillaris der innern Knorpelfläche der Tibia an dem vordersten Punkte der Incisura intercondyloidea, dicht an dem hintern untern Ende des Sulcus der Trochlea. Die innere Gehfläche wird ringsherum von dem halbmondförmigen Knorpel begränzt. Sein vorderer Rand ist alsdann von dem obern Ende der innern Kante der Trochlea 25 Mm., der hintere Rand von dem obern Ende des Drehkopfs 40 Mm. entfernt. Der äussere Knorpel ist möglichst weit nach vorn gerutscht, sein vorderer Rand ist von dem obern vordern Ende der äussern Kante der Rolle 58 Mm. und von dem obern Rande des innern Drehkopfs 35 Mm. entfernt. Der untere Rand des hintern Theils desselben ist von dem hintern Rande der Gelenkfläche der Tibia 12 Mm. entfernt. Da er aber nicht das vordere Ende des horizontalen Theils der Gelenkfläche des Femurs erreicht, so ist sein vorderer Theil zwischen Tibial und Femoralgelenkfläche eingeklemmt, eine Einklemmung, welche durch das vor ihm liegende etwas stärkere Fettpolster moderirt wird. — Die flügelförmigen Fortsätze liegen auf dem vordern Theile der Rolle. — Alle das Kniegelenk umgebenden Muskeln, Strecker wie Beuger, befinden sich im Zustande der Spannung und wirken daher nicht allein durch Zug sondern auch durch Druck auf die ganze Peripherie des Gelenkes. Die übermäsige

Streckung wird nicht allein durch die Spannung der seitlichen Bänder, die man an einem Gelenke recht gut durchschneiden kann, ohne dass die Streckung überschritten wird, sondern durch alle das Kniegelenk umgebenden Muskeln gehemmt.

Lässt die Zug- und Druckwirkung der Kniekehlen und Kniekantenmuskeln nach, so ist wie H. Meyer gezeigt hat, die Erhaltung der gestreckten Lage des Knies durch die Spannung des Ligamentum superius der Hüfte und des Ligam. illeotibiale bedingt. Die vordere Fläche des Femurs bildet dann keine gerade Linie mit der vordern Fläche der Tibia, sondern einen sehr stumpfen Winkel. Die Belastung der Tibia fällt nicht mehr auf den vordern nicht überknorpelten Theil, sondern vorzugsweise auf die innere Knorpelfläche, welche durch ihre Krümmung eine Biegung ohne gleichzeitige Rotation unmöglich macht. Der äussere Condylus ruht mehr in der vom halbmondförmigen Knorpel umschlossenen Grube, uud die Einklemmung des vordern Theils desselben ist verringert.

Es wird jedoch diese Art des Stehens ihrer Unsicherheit wegen selten und nie auf die Dauer ausgeführt In allen Fällen, wo der Mensch ohne Zwang längere Zeit stehen muss, wechselt er die Belastung der Beine, indem er dem belasteten die gezwungene Streckung giebt; das unbelastete dagegen als Balanceinstrument bei grösserer oder geringerer Beugung desselben gebraucht. Zuweilen ersetzt er auch dieses Bein durch die Arme. —

Die geringsten Excursionen finden im Kniegelenk beim Gehen statt.

Indem das Bein, wenn es den Körper stützt, im Knie gestreckt ist und wenn es schwingt einen Winkel von 145°

nach der Abbildung Weber's im Knie bildet, beugt sich im letztern Momente der Unterschenkel gegen den Oberschenkel, während im erstern der Oberschenkel auf den Unterschenkel sich streckt. Es wird bei diesen Bewegungen die ganze Fläche der innern Knorpelfläche des Unterschenkels mit dem horizontalen Theil des Oberschenkels beansprucht. Von der äussern kommen die hintern 6 Mm. nicht in Berührung. Die hintere Grenze dieser Excursion auf der Gelenkfläche des Oberschenkels ist bei einem Winkel von 145° 30 Mm. am äussern und 35 Mm. am innern von dem hintern obern Ende der Drehhügel entfernt. Die Bewegung des innern Gelenkkopfs auf der Tibia ist ein Wiegen, die des äussern ein Schleifen. Die Gelenkflächen der Tibia schleifen beide. Wenn der Unterschenkel auf dem Oberschenkel nach hinten bewegt, gebeugt, wird, so wird dieses theils durch die Schwere, theils durch den Zug der Mm. semitendinosus und gastrocnemii bewirkt. Bei der Streckung des Oberschenkels wirkt offenbar der Druck der Kniescheibe, welche bei dem angegebenen Winkel, auf dem obern Theil der Rolle mit ihrer ganzen Fläche ruht und bei der Streckung in die Fossa supratrochlearis herauf gleitet; sie drückt den Oberschenkel auf den geneigten Flächen des Unterschenkels rückwärts, der seiner Seits durch die Kniekantenmuskeln gestreckt wird. Bei dieser Bewegung findet, wenn der Oberschenkel auf dem Unterschenkel sich bewegt, eine Rotation desselben nach aussen statt.

Wenn man nämlich ein Kniegelenk so öffnet, dass man Kniescheibe und Capsel entfernte und das Knie alsdann unter einem spitzen Winkel beugt, so steht die Rinne der Trochlea in gerader Linie gegenüber der vordern Kante der Tibia. Giebt man diese Richtung durch vier Stecknadeln an, von denen zwei in dem obern Theil der Rolle, die beiden andern auf der Spina der Tibia in gerader Linie eingesteckt sind, so bemerkt man, dass diese Richtung bei Streckung des Oberschenkels auf dem Unterschenkel so lange sich gleich bleibt, bis derselbe einen Winkel von 145° bildet. Alsdann dreht sich der Oberschenkel mit den beiden in der Rolle befestigten Nadeln nach innen, so dass, wie oben bemerkt, die äussere Kante der Trochlea der Tibial spina gegenüber steht. Umgekehrt findet eine Drehung des Unterschenkels nach aussen statt, wenn man diesen auf jenen beugt. Diese Bewegung wird durch die längere Form der innern Gelenkfläche bedingt. Da der äussere Gelenkkopf in der Mitte am schmälsten, nach vorn und hinten aber breiter ist, so ruht die Eminentia intermedia nur hinten und vorn an seinem Knorpelrande. Da sich nun der vordere Theil des Knorpelrandes nicht plötzlich nach innen wendet, um in den vordern Rand der Incisura intercondyloidea überzugehen, sondern in Form eines Bogens bis zur Mitte der Trochlea verläuft, so muss nothwendig, wenn die Streckung des Oberschenkels erfolgt, auch diese Drehung erfolgen, da dieser vordere bogenförmige Rand an der Eminentia intermedia dieser Knorpelflächen hingleitet[1]). Die Eminentia intermedia der innern Gelenkfläche steht demnach bei vollkommner Streckung in der Mitte des untern Endes der Rinne der Trochlea, oder in dem vordern Winkel der Incisura intercondyloidea. Sie stemmt sich hier gegen den Knorpelrand und setzt der Abgleitung des Oberschenkels gegen den Unterschenkel ein Hinderniss in den Weg.

Die Drehung des Oberschenkels auf dem Unterschenkel ist die Ursache, dass wir: erstens, sicherer auswärts gehen und zweitens, das Erheben von einem Stuhl leichter von

---

[1]) Ob bei dieser Drehung der M. poplitaeus nicht thätig ist, wage ich nicht zu entscheiden.

Statten geht, wenn wir die Füsse auswärts, als wenn wir sie einwärts setzen, da im letztern Falle die Gelenkflächen der Tibia nicht parallel stehen und die Rotationen der Oberschenkel alsdann eine Hemmung erleiden.

Wo die Beugung unter einem rechten Winkel stattfindet, rutscht der äussere Gelenkknorpel bis zu dem hintern Ende seiner Tibialfläche zurück. Sein oberer Rand ist alsdann von dem Ende des Drehkopfs 12 Mm., der des innern Knorpels von dem innern Drehkopf 18 Mm. entfernt. Die Beugung des Unterschenkels z. B. beim Treppensteigen findet schon durch seine eigene Schwere statt, indem der Oberschenkel an dem Becken gebogen wird. Ebenso beugt sich der Oberschenkel beim Niedersetzen auf dem Unterschenkel durch die Schwere des Körpers. Beim Aufstehen oder Treppensteigen wird alsdann der Unterschenkel durch die äussern und innern Kniekantenmuskeln fixirt und der Oberschenkelkopf durch den Druck der Kniescheibe nach hinten gedrängt. Es findet daher diese Bewegung im Anfange so statt, dass die Gelenkflächen der Tibia zuerst, wenn noch blosse Drehbewegungen im Hüftgelenke stattfinden, dadurch horizontal gestellt werden, dass der Unterschenkel nach vorn geneigt ist, während sie im zweiten Momente dadurch, dass der Unterschenkel senkrecht gestellt wird, nach hinten geneigt sind. Man steht daher von einem Stuhle leichter auf, wenn man spitze Knie bildet, als wenn man die Knie unter einem rechten Winkel beugt.

Bei der spitzen Beugung des Kniegelenks die höchst selten ausgeführt wird und nur beim Sitzen mit spitzen Knien gegen den Boden vorkommt, sind die Unterschenkel ebenfalls nach vorn geneigt und ihre Gelenkflächen horizontal gestellt, oder selbst nach vorn abfallend. Die hintern Ränder der Gelenkknorpel erreichen das hintere Ende der Drehköpfe und die weitere Beugung wird durch das Aneinanderstossen der Knochen verhütet.

Der Oberschenkel hängt gleichsam an dem Unterschenkel und wird in dieser Lage durch den Druck der Kniekappe und den oben erwähnten Mechanismus der Kniescheibe geschützt.

Druck von G. D. Bädeker in Essen.

Kolibri 360 GmbH
Ferdinand-Jühlke-Straße 7
99095 Erfurt, Deutschland
produktsicherheit@kolibri360.de